Ruth Deck, Nathalie Glaser-Möller (Hg.)
Berufliche Orientierung der medizinischen
Rehabilitation in Nordeuropa und Deutschland

Berufliche Orientierung der medizinischen Rehabilitation in Nordeuropa und Deutschland

Ruth Deck, Nathalie Glaser-Möller (Hg.)

Jacobs Verlag

Bibliographische Information Der Deutschen Bibliothek
Die Deutsche Bibliothek verzeichnet diese Publikation in
der Deutschen Nationalbibliographie; detaillierte Daten
sind im Internet über http://dnb.ddb.de abrufbar.

Copyright 2006 by Jacobs-Verlag
Hellweg 72, 32791 Lage
Druck: Digitaldruck Tebben
Gestaltungsraster: Gerhard Schmal, Düsseldorf
ISBN 3-89918-152-2

INHALT

Einführung

Vorwort 7

Ruth Deck & Nathalie Glaser-Möller
Berufliche Orientierung in der medizinischen Rehabilitation
Einführung in den Band 9

Hans-Egon Raetzell
Berufliche Orientierung der medizinischen Rehabilitation
Einführung in das Thema 15

Bernd Thiele & Nathalie Glaser-Möller
Berufliche Orientierung der medizinischen Rehabilitation aus der Sicht der
Deutschen Rentenversicherung Nord 17

Rolf Buschmann-Steinhage
Die beruflich orientierte Rehabilitation der Deutschen Rentenversicherung
- ein Überblick 23

Mario Lewerenz
Vergleich der Rehabilitationssysteme in Deutschland und in den nordeuropäischen Ländern 35

Systeme und Wege zur Wiedereingliederung chronisch kranker Patienten

Rienk Prins
Wiedereingliederung chronisch kranker Patienten in den Niederlanden -
Entwicklungen und Erfahrungen... 55

Joep Perk
Rückkehr zur Arbeit bei Patienten mit einer Herzerkrankung –
die schwedische Erfahrung.. 65

Juhani Wikström
Management von Frühberentung: Verbesserung der Gesundheit am
Arbeitsplatz und berufliche Rehabilitation 73

Wolfgang Slesina
Berufliche Orientierung in der medizinischen Rehabilitation, um die Rückkehr zur Arbeit zu unterstützen... 83

Praktische berufliche Orientierung in der Reha-Einrichtung

Kurt Landau
Aufbau einer beruflich orientierten Rehabilitation - Erfahrungen aus einem
Projekt mit der Bavaria-Klinik.. 101

Jochen Irmscher, Marco Streibelt & Werner Müller-Fahrnow
MBO: Ablauf in der Reha-Klinik Niedersachsen und Ergebnisse der
externen Evaluation... 113

Jan Tofte
Berufliche Orientierung in der medizinischen Rehabilitation nach einer
Krebserkrankung in Dänemark 127

Christoph Schmeling-Kludas & Wolfgang Bürger
Beruflich orientierte Rehabilitation bei sozialmedizinischen Problempatienten in der Psychosomatik... 135

Zusammenfassung und Ausblick

Nathalie Glaser-Möller & Ruth Deck
Berufliche Orientierung der medizinischen Rehabilitation:
Zusammenfassende und abschließende Bemerkungen 145

Die Autoren 149

Vorwort

In den meisten Industrienationen hat sich im Laufe der vergangenen zwei Jahrzehnte die Zahl der Menschen, die Invalidenleistungen erhalten, drastisch erhöht. Die Zunahme chronischer Erkrankungen, die demographische Alterung der Gesellschaft sowie die gegenwärtigen wirtschaftspolitischen Entwicklungen verschärfen vermutlich diesen Trend.

Deutschland verfügt über ein hervorragend ausgebautes System der medizinischen Rehabilitation und kann auf umfangreiche, gesetzlich verankerte Interventionsmöglichkeiten bei verminderter oder bedrohter Erwerbsfähigkeit zurückgreifen. Dennoch sind deren Wirkungen auf die Wiedereingliederung von chronisch kranken Patienten mit langer Arbeitsunfähigkeit in das Erwerbsleben enttäuschend. Diese Erfahrungen teilen andere europäische Länder.

Zu den erfolgversprechenden Interventionen gehören der frühzeitige Zugang zur Rehabilitation sowie eine bessere Verzahnung der medizinischen Rehabilitation mit dem Gesundheits- und Wiedereingliederungsmanagement im Betrieb. In Deutschland werden in der letzten Zeit im Rahmen von Forschungsprojekten mit Erfolg neue, stärker auf den Arbeitsplatz orientierte Konzepte der medizinischen Rehabilitation erprobt.

In diesem Bereich sind insbesondere die skandinavischen Länder und die Niederlande sehr aktiv und innovativ.

Der Verein zur Förderung der Rehabilitationsforschung in Schleswig-Holstein (*vffr*) fördert einzelne Forschungsprojekte zu dieser Thematik und führte zu diesen Themen einer länderübergreifende Tagung durch. Er möchte damit einen wissenschaftlichen und vor allem praxisorientierten Dialog aller Beteiligten anstoßen. Die Tagung gab Gelegenheit, über neue Wege nachzudenken und bereits vorliegende Erfahrungen zu diskutieren und zu reflektieren.

Ruth Deck   Nathalie Glaser-Möller

Berufliche Orientierung in der medizinischen Rehabilitation

Einführung in den Band

Ruth Deck und Nathalie Glaser-Möller

Der vorliegende Band entstand im Rahmen eines Reha-Symposiums, welches vom Verein zur Förderung der Rehabilitationsforschung in Schleswig-Holstein (*vffr*) in den Räumen des Scandic Hotels in Lübeck veranstaltet wurde.

Mehr als 150 rehawissenschaftlich interessierte Ärzte und Verwaltungsmitarbeiter der Kranken- und Rentenversicherung, Ärzte und Psychologen von Rehabilitationseinrichtungen, Wissenschaftler, Vertreter der Landes- und Bundespolitik und von Selbsthilfegruppen nahmen am Symposium teil. Es ist die vierte Veranstaltung dieser Art und wir werden auch dieses Mal, nicht zuletzt aufgrund der überaus positiven Rückmeldungen, die Beiträge des Symposiums in einem Buchband festhalten. Er gliedert sich thematisch in zwei Themenblöcke: **„Systeme und Wege zur Wiedereingliederung chronisch kranker Patienten"** (Rienk Prins, Niederlande; Joep Perk, Schweden; Juhani Wikstöm, Finnland und Wolfgang Slesina, Deutschland), **„Praktische berufliche Orientierung in der Reha-Einrichtung"** (Kurt Landau, Deutschland; Jochen Irmscher, Marco Streibelt und Werner Müller-Farnow, Deutschland; Jan Tofte, Dänemark; Christoph Schmeling-Kludas und Wolfgang Bürger, Deutschland).

Die unmittelbar nachfolgende Einführung in die Thematik stammt vom Geschäftsführer der LVA Schleswig-Holstein, *Hans-Egon Raetzell*. Er verweist auf das genuine Ziel der Rehabilitation, die Integration des chronisch Erkrankten in das Erwerbsleben. Die berufliche Orientierung der medizinischen Rehabilitation sei daher eigentlich qua definitionem gegeben, die Umsetzung allerdings zu lange vernachlässigt worden. Aus seiner Sicht laden die aus den skandinavischen Ländern vorliegenden Ansätze zur Diskussion und zum „voneinander lernen" ein.

Im zweiten Einführungsreferat schildert *Bernd Thiele* erste Erfahrungen mir der gemeinsamen DRV Nord und betont die Relevanz des Themas auch unter fusionierten Bedingungen. Er betont, dass trotz einer gegenwärtig angespannten gesellschafts- und gesundheitspolitischen Situation, der Versuch unternommen werden muss, eine stärkere Konzentration auf berufsbezogene Elemente in der Rehabilitation zu erreichen. Der länderübergreifende Dialog zwischen Rehabilitationsforschern, Leistungsanbietern und Kostenträgern kann Kooperationen und neue Einsichten fördern.

Rolf-Buschmann-Steinhage gibt, ebenfalls das Symposium einführend, einen Überblick über die beruflich orientierte Rehabilitation aus der Perspektive der Deutschen Rentenversicherung Bund. Er beschreibt drei Ebenen der medizinisch-beruflichen Orientierung, dazu gehörige Grundmodelle und den aktuellen Stand der medizinisch-beruflichen Orientierung. Vieles spricht dafür, ein basales, niedrigschwelliges Angebot an MBO-Bausteinen in allen medizinischen Rehabilitationseinrichtungen der Rentenversicherung vorzuhalten.

Mario Lewerenz beschließt die Einführungsreferate mit einer vergleichenden Darstellung der Rehabilitationssysteme in Deutschland, Schweden und Finnland. Im Beitrag werden exemplarisch die Systeme Schwedens und Finnlands unter Beachtung der jeweiligen Finanzierungsformen der beiden Länder dargestellt und der Versuch eines Vergleichs mit Deutschland unternommen. Die Ausführungen machen deutlich, dass Europa in Deutschland als Chance begriffen werden kann, Rehabilitation in Deutschland hat in Europa einen hohen Stellenwert, Nachfragen der Beitrittsländer im Rahmen der Erweiterung der Union im Jahr 2004 bei deutschen Rehabilitationsakteuren unterstreichen dies.

Der Themenbereich **„Systeme und Wege zur Wiedereingliederung chronisch kranker Patienten"** widmet sich vorrangig den institutionellen und gesundheitspolitischen Voraussetzungen für eine erfolgreiche berufliche Wiedereingliederung.

Rienk Prins berichtet über Entwicklungen und Erfahrungen der beruflichen Wiedereingliederung chronisch Kranker in den Niederlanden. Aufgrund hoher Arbeitsunfähigkeitszeiten und hoher Erwerbsunfähigkeit haben Maßnahmen der Wiedereingliederung in den Niederlanden eine hohe Priorität. Verschiedene Reformen haben zu einer Verlagerung der Verantwortlichkeiten geführt, insbesondere was Rehabilitation und berufliche Wiedereingliederung betrifft. Verschiedene Reformen mündeten in einem Stufenplan der beruflichen Wiedereingliederung, der für alle Beteiligten verbindlich ist. Eine neue Entwicklung ist im Bereich der Zieldefinition und der Leitlinienentwicklung zu sehen.

Der Beitrag von *Joep Perk* befasst sich mit der beruflichen Wiedereingliederung bei kardiologischen Patienten. Er geht der Frage nach, welche Faktoren die Rückkehr zur Arbeit bei kardiologischen Patienten bedingen und diskutiert Möglichkeiten und Grenzen einer beruflich-medizinischen Rehabilitation. Anhand verschiedener Szenarien eines Krankheitsverlaufs veranschaulicht er die wachsende Bedeutung der Integration von arbeitsplatzbezogener Prävention, multidimensionaler Rehabilitation und Lebensstilmanagement im Bereich der Kardiologie.

Im Zentrum des Beitrags von *Juhani Wikström* steht das Management von Frühberentung in Finnland. Der Renten- und Unfallversicherungsträger in Finnland finanziert und fördert frührehabilitative Maßnahmen mit dem Ziel, die Arbeitsfähigkeit chronisch Kranker zu erhöhen und den Verlust der Arbeitsfähigkeit zu vermeiden. Um dies zu erreichen wird ein Modellprojekt zur Förderung der Gesundheit am Arbeitsplatz „KAIKU" durchgeführt, welches neue Handlungsstrategien und Kooperationsformen am Arbeitsplatz erproben soll. Die neue Gesetzgebung aus dem Bereich der beruflichen Rehabilitation unterstützt die Zielsetzung von KAIKU. Bisher konnte ein Rückgang von Frühberentungen erreicht werden.

Wolfgang Slesina geht auf generelle Aspekte der berufliche Orientierung in der medizinischen Rehabilitation ein und schlägt den Bogen von der berufsbezogenen Rehabilitationsdiagnostik und Rehabilitationssteuerung bis berufsorientierte Therapien, Maßnahmen und integrationsunterstützende Ansätze sowie berufsbezogene Rehabilitationsnachsorge. In seinem Beitrag werden eine Fülle von Verfahren und Instrumenten vorgestellt und anhand vorliegender empirischer Erkenntnisse kritisch reflektiert.

Grenzen und Barrieren beruflich orientierter Rehabilitation werden aufgezeigt.

Der Themenbereich „**Praktische berufliche Orientierung in der Rehabilitationseinrichtung**" beinhaltet Beiträge zur Umsetzung verschiedener Modelle beruflicher Orientierung in Rehabilitationseinrichtungen sowie den damit gemachten Erfahrungen.

Kurt Landau stellt Erfahrungen mit dem Aufbau einer beruflich orientierten Rehabilitation aus drei Kliniken vor. Er schildert die Besonderheiten der medizinisch-beruflichen Orientierung in diesen Kliniken, insbesondere das Bavaria-Rehabilitanden-Assessment: BRA® und stellt Ergebnisse aus mehrjähriger Arbeit vor. Die vorliegenden Daten zeigen, dass bei Patienten mit medizinisch-beruflicher Orientierung deutliche funktionelle Verbesserungen, geringere Arbeitsunfähigkeitszeiten und geringere Beanspruchungen festgestellt werden können.

Jochen Irmscher, Marco Streibelt und Werner Müller-Farnow stellen den Ablauf einer medizinisch-beruflichen Orientierung in einer Rehabilitationsklinik vor und berichten über die Ergebnisse der externen Evaluation. Die Teilnahme an den MBO-Maßnahmen basiert auf einem Leistungstest (EFL) und verschiedene therapeutischen Explorationen. Zentrales Element der MBO-Rehabilitation ist das „Training der funktionellen Leistungsfähigkeit" (TFL). Die Autoren zeigen anhand verschiedener Daten, dass Patienten mit einer besonderen berufsbezogenen Problemlage von entsprechenden auf den beruflichen Bereich ausgerichteten Maßnahmen profitieren und dass die positiven Effekte auf die Erwerbstätigkeit auch ein Jahr nach der Maßnahme nachgewiesen werden können.

Um die Erfahrungen mit einem Rehabilitationszentrum in Dallund geht es im Beitrag von *Jan Tofte*. Dallund ist das einzige Rehabilitationszentrum für Krebspatienten in Dänemark. Neben der medizinischen Aufarbeitung der Erkrankung ist die berufliche Wiedereingliederung ein zentraler Baustein des Rehabilitationszentrums. Schwerpunkte sind hier praktische und rechtliche Hilfen für den Erhalt eines konkreten Arbeitsplatzes. Das Rehabilitationszentrum übernimmt ferner Vermittlungsfunktion zwischen Patient, Arbeitgeber und ambulanten Nachsorgeeinrichtungen. Eigene Forschungen des Zentrums belegen den Erfolg anhand von kürzeren Arbeitsunfähigkeitszeiten.

Im Beitrag von *Christoph Schmeling-Kludas und Wolfgang Bürger* geht es um die Behandlung eines besonderen Klientels, um die Behandlung sozialmedizinischer Problempatienten. In der eigenen, psychosomatischen Rehabilitationsklinik wurden zwei berufsbezogene Behandlungselemente erprobt und anhand einer randomisierten Studie evaluiert. Im Zentrum des Behandlungsangebots stand eine interne Belastungserprobung, die mithilfe einer Übungsfirma erreicht wurde. Neben positiven Effekten bei den Patienten können die behandelnden Psychotherapeuten besser an den Rehabilitationsauftrag des Rentenversicherers herangeführt werden und lernen, die Doppelrolle als Psychotherapeut und sozialmedizinischer Gutachter zu reflektieren.

Im letzten Abschnitt fassen *Nathalie Glaser-Möller und Ruth Deck* die wichtigsten Erkenntnisse der Tagung zusammen.

Berufliche Orientierung in der medizinischen Rehabilitation

Einführung in das Thema

Hans-Egon Raetzell

Die Weiterentwicklung des in Deutschland stark ausgebauten Systems der medizinischen Rehabilitation stagnierte in den 80iger Jahren des letzten Jahrhunderts. Erst durch den Anstoß der Ergebnisse der von der Deutschen Rentenversicherung eingesetzten Rehakommission begann ganz allmählich ein Umdenkungsprozess. Im letzten Jahrzehnt hat er durch die Notwendigkeit, die mittlerweile begrenzten finanziellen Mittel so effektiv, aber auch so effizient wie möglich einzusetzen, deutlich an Fahrt gewonnen.

Es war allerdings schon immer das Ziel der Rehabilitation, den Kranken und vor allem den chronisch Erkrankten wieder in das Erwerbsleben – dann Kostenträger: Rentenversicherung – oder in sein soziales Umfeld – dann Kostenträger: Krankenversicherung – zu integrieren, aus der Sicht der Rentenversicherung ganz vordergründig allein deshalb, um weiterhin Beiträge einnehmen zu können und frühzeitige und damit lang andauernde Rentenzahlungen zu vermeiden. Die eigentliche ethische Begründung der Sinnhaftigkeit der Rehabilitation der Rentenversicherung liegt natürlich in dem Bestreben, die Erwerbsfähigkeit als eines der Mittel der Selbstverwirklichung des Menschen zu erhalten.

Die berufliche Orientierung der medizinischen Rehabilitation ist daher eigentlich qua definitionem gegeben, in der therapeutischen Umsetzung ist jedoch der Blick auf die Notwendigkeiten, die das Ziel „Arbeitsplatz im Betrieb" fordert, zu lange vernachlässigt worden. Nachvollziehbare Gründe gibt es dafür in der Vergangenheit viele:

Geld war in unseren sozialen Sicherungssystemen lange Zeit genug vorhanden, so dass eine Erfolgskontrolle oder heute modern „eine Evidenzbasierung" nicht im Vordergrund stand. Auch stellt unser gegliedertes System (z.B. Krankenversicherung, Arbeitslosenversicherung,

Rentenversicherung, Unfallversicherung) Barrieren auf, die zu überwinden Anstrengungen kostet. Schon gar nicht zu vernachlässigen ist der Einfluss, den das Grundverständnis, in dem Rehabilitation angeboten wird, auf die Durchführung von Maßnahmen hat. Eigentlich bis zum Entstehen des SGB IX ist Rehabilitation als Ausdruck der Fürsorge des Staates mit dem Ziel, die Folgen der krankheitsbedingten Behinderung zu mildern, verstanden worden. Erst seit einigen Jahren ist das Bewusstsein dafür geschärft worden, dass Rehabilitationsmaßnahmen lediglich Mittel zur selbstbestimmten und selbstverantworteten Gestaltung der Lebens- und Arbeitsumstände eines Menschen mit Behinderungen sein sollten.

Vor dem Hintergrund eines künftig späteren Rentenzugangs auch in Deutschland, wie es der Koalitionsvertrag vorsieht, ist die Frage, wie erhalten wir gesundheitlich beeinträchtigten Menschen die Möglichkeit, im Arbeitsprozess zu verbleiben, mittlerweile von hoher Aktualität und Brisanz.

Es scheint, dass insbesondere in den skandinavischen Ländern und auch in den Niederlanden Rehabilitation schon immer ihre Ansätze aus den Erfordernissen entwickelt hat, die bei einem Menschen mit Behinderungen an seinem konkreten Arbeitsplatz entstehen. Die jetzt auch in Deutschland sichtbaren Ansätze bilden einen guten Kontrast, um systembezogene Unterschiede herauszuarbeiten und für uns Übernehmbares zu erkennen. Anders formuliert, mit der Auswahl der Themen wollen wir vor allem von unseren Nachbarn in den Niederlanden und den skandinavischen Ländern lernen.

Der Ablauf der folgenden Beiträge ist klar strukturiert. Sie führen vom Generellen zum Konkreten, daraus für jeden abzuleitende Schlussfolgerungen eröffnen uns allen Handlungsmöglichkeiten und Zukunftsperspektiven.

Berufliche Orientierung der medizinischen Rehabilitation aus der Sicht der Deutschen Rentenversicherung Nord

Bernd Thiele & Nathalie Glaser-Möller

Das Symposium „Berufliche Orientierung der medizinischen Rehabilitation in den nordeuropäischen Ländern und in Deutschland, ist die erste wissenschaftliche Tagung, die die neue *Deutsche Rentenversicherung Nord* mitveranstaltet. Berufliche Orientierung ist für die Rentenversicherung per se von herausragender Bedeutung. Die grundsätzlichen Fragen, die wir als Akteure in der Rehabilitation beantworten müssen, sind die folgenden:

- Wie können die Rehabilitationsleistungen der Rentenversicherung unter den aktuellen gesundheitspolitischen Rahmenbedingungen ihren gesetzlichen Auftrag nach SGB VI erfüllen?

- Können sie künftig zum langfristigen Erhalt der Erwerbsfähigkeit chronisch kranker Versicherter beitragen bzw. ihnen nach SGB IX eine gleichberechtigte Teilhabe am Leben in der Gesellschaft und insbesondere im Beruf ermöglichen?

Die konkrete Frage des Symposiums ist, ob eine stärkere berufliche Orientierung der medizinischen Rehabilitation deren Effizienz kurz- und langfristig erhöht.

Dass die Erfüllung des gesetzlichen Auftrags für die Rehabilitation durch die extrem angespannte Arbeitsmarktlage erheblich erschwert wird, steht außer Frage. Die Stagnation auf dem Arbeitsmarkt trifft in erster Linie leistungsschwächere und / oder ältere Arbeitnehmer.

Diese Situation trägt dazu bei, dass Anträge auf Rehabilitation nicht oder zu spät gestellt werden, d.h. erst wenn „das Kind schon in den Brunnen gefallen ist". Bei der Evaluation des Projekts PETRA (Erkennung des Rehabilitationsbedarfs durch Auswertung der Arbeitsunfähigkeitsdaten) haben Hüppe und Raspe die tatsächliche Wiedereingliederung von Versicherten untersucht, die im Rahmen dieses Projekts erst auf Anregung der Krankenkassen hin an einer Rehabilitation teilgenommen hatten. Diese im

Durchschnitt 47-jährigen Versicherten waren vor der Rehabilitation schon 3 Monate arbeitsunfähig. Nur erschreckend wenige verfügten ein Jahr nach der Rehabilitation über einen Arbeitsplatz: 21% hatten noch immer keinen und 24% hatten ihren bisherigen verloren. (Hüppe & Raspe 2005).

Auf der Ausgabenseite wiegt schwer, dass der demographische Wandel in der Erwerbsbevölkerung – mit oder ohne Anhebung des Renteneintrittsalters - zu einer Erhöhung des Anteils der Arbeitnehmer im rehabilitationsrelevanten Alter führt und damit zu steigendem Rehabilitationsbedarf. Bei gleichbleibendem finanziellen Rahmen wird daher der Handlungsspielraum insbesondere für Leistungserweiterungen immer enger, dies um so mehr, als das Budget der Rentenversicherung durch das Wachstums- und Beschäftigungsförderungsgesetz 1996 bereits um ein Viertel gekürzt wurde.

Vor dem Hintergrund der Misere der öffentlichen Haushalte wecken aber die bereitgestellten Ressourcen für das Rehabilitationswesen ernst zu nehmende Begehrlichkeiten. Trotz erheblicher Steigerung der Qualität der Rehabilitation, trotz vielfältiger innovativer Ansätze und ermutigender Ergebnisse der Rehabilitationsforschung lastet nach wie vor ein massiver Legitimationsdruck auf der Rehabilitation. Auf der Ebene der politischen Entscheider wird leider kaum wahrgenommen, dass der Nachweis der Wirksamkeit von Rehabilitationsmaßnahmen heute erschwerten Bedingungen unterliegt, die wir nicht beeinflussen können.

Unter diesen Umständen stellt sich insbesondere die Frage, ob durch eine stärkere berufliche Orientierung die Effizienz der medizinischen Rehabilitation erhöht werden kann.

In Bezug auf die berufliche Orientierung der Rehabilitation betrachten Außenstehende es gern als selbstverständlich, dass die Rehabilitation nach SGB VI in ihrer Konzeption und Durchführung die Arbeitswelt und den Arbeitsplatz einbeziehen soll. Diejenigen, die schon lange in diesem Bereich tätig sind, wissen, dass in der Vergangenheit eher der Abstand von täglichen Sorgen zählte. Sogar ein zeitweiliges Vergessen der alltäglichen und beruflichen Belastungen während der Rehabilitation wurde als sinnvoll angesehen und unterstützt.

In den achtziger Jahren fand in der Rehabilitation ein Paradigmenwechsel statt. Die moderne Rehabilitation soll den Rehabilitanden vielmehr helfen, eigene Lösungswege zu finden, um trotz ihrer Krankheit weiter am Gesellschafts- und Arbeitsleben teilzuhaben. Überwiegend passive Anwendungen haben heute Therapiemodulen den Platz überlassen, bei denen der

Rehabilitand eine aktive Rolle übernimmt. Dazu gehören Schulungen, die auch die Arbeitsbelastungen einbeziehen, Gruppengespräche, die sich mit besonderen Themen der Arbeitswelt befassen, gezieltes Trainieren von Fertigkeiten, Beratungen mit Reha-Fachberatern oder Sozialarbeitern. Das SGB IX hat die Rolle der Versicherten als Akteure in Sachen Rehabilitation gesetzlich verankert. Die Deutsche Rentenversicherung Nord und ihre Vorgängerinnen sind in diesem Prozess selbst initiativ geworden und haben erfolgversprechende Ansätze intensiv unterstützt.

Mehrere Rehabilitationseinrichtungen in den drei nördlichen Bundesländern bieten jetzt die sogenannte EFL oder Exploration der funktionalen Leistungen, die dem Versicherten hilft, die Grenzen seiner Leistungsfähigkeit zu erkennen.

Die Fachklinik Aukrug der Deutschen Rentenversicherung Nord bietet psychologische Eignungsuntersuchungen an, um schon während der Rehabilitation die notwendigen Informationen für mögliche folgende Umschulungen zu ermitteln. Dies ist eine wesentliche Voraussetzung für eine zeitnahe Umsetzung von Eingliederungsmaßnahmen.

Die Deutsche Rentenversicherung Nord unterstützt ferner die Initiativen einiger Rehabilitationseinrichtungen, die gezielt auf größere Betriebe zugehen und gemeinsam mit den arbeitsmedizinischen Diensten Konzepte entwickeln, die die besonderen Umstände der einzelnen Arbeitsplätze berücksichtigen. Zu nennen wären hier z.B. das Projekt „Reha-Bau" der Rheuma-Klinik Bad Bramstedt (Josenhans, 2004), die Zusammenarbeit des Reha-Zentrums Berliner Tor mit dem Versandhaus OTTO (Dietsche, 2004) sowie die 2005 abgeschlossene Vereinbarung der Fachklinik Aukrug mit dem Energie-Konzern E.ON-Hanse zur besseren Verzahnung der betriebsärztlichen Betreuung mit der rehabilitativen Versorgung. Erwähnenswert ist auch das Modell der stufenweisen Wiedereingliederung mit parallel laufender Rehabilitation, das in Hamburg entwickelt wurde (Danner, 2004).

Auch die Nachsorge nach der Rehabilitation bezieht zunehmend die berufliche Situation des Versicherten mit ein. Die psychosomatische Nachsorge nach dem *Curriculum Hannover* ist das beste Beispiel dafür. Wir bieten diese Nachsorge inzwischen an fünf Standorten an.

Diese wenigen Beispiele zeigen, wo die Zukunft der Rehabilitation liegen könnte. Allerdings ist die Vernetzung der existierenden Angebote und die Abstimmung der beteiligten Institutionen mindestens ebenso wichtig wie die Entwicklung neuer Konzepte.

Die Rehabilitation ist auch auf eine praxisnahe Forschung angewiesen, deren Ergebnisse rasch umgesetzt werden können. Nur wenn diese Nachweise vorliegen, wird die Rentenversicherung diese Leistungen, die zum Teil mit zusätzlichen Kosten verbunden sind, weiter tragen können. Der hohe Stellenwert der Rehabilitationsforschung für die Deutsche Rentenversicherung Nord ist bekannt. Im Zeitraum 2001-2005 haben sich die Landesversicherungsanstalten der Länder Hamburg, Schleswig-Holstein und Mecklenburg-Vorpommern zusammen mit mehr als sieben Millionen € an der Förderung von Forschung beteiligt.

Neben der Evaluation einzelner Rehabilitationsbausteine sollten möglichst auch ganze Rehabilitationsprozesse bewertet werden. Diese Prozesse fangen mit der Feststellung des Bedarfs an und sollten bzw. müssen mit der Wiedereingliederung ins Erwerbsleben bzw. der Wiederherstellung der Beschäftigungsfähigkeit enden.

Ein Wunsch für die Zukunft aus der Sicht der Deutschen Rentenversicherung Nord wäre, dass das Symposium „Berufliche Orientierung der medizinischen Rehabilitation in den nordeuropäischen Ländern und in Deutschland" - welches in diesem Band dokumentiert ist - den Dialog zwischen Rehabilitationsforschern, Leistungsanbietern und Kostenträgern fördert und zu neuen Einsichten führt. Die folgenden Beiträge der Referenten aus Dänemark, Finnland, Holland und Schweden eröffnen die Möglichkeit, sich mit den Erfahrungen anderer Länder, die vor ähnlichen Problemen stehen, aber andere Lösungswege entwickelt haben, auseinander zu setzen und eingefahrene Denkweisen und manchmal auch Schranken zu überspringen.

Literatur

Danner, H.: Stufenweise Wiedereingliederung mit begleitender Rehabilitation – Innovation und Flexibilisierung in der Rehabilitation. In „Rehabilitation und Nachsorge". S. 93-104. Deck, R., Glaser-Möller, N., Mittag, O. (Hrsg.). Jacobs Verlag, Lage 2004.

Dietsche, S., Morfeld, M., Bürger, W., Koch, U.: „... mobil mit Otto!" – Wissenschaftliche Begleitung der präventiven und rehabilitativen Maßnahmen in der Lagerwirtschaft des Otto-Versands. Abschlussbericht 2004.

Hüppe , A., Raspe, H.: Evaluation von PETRA – ein Modellverfahren zur Früherkennung von Reha-Bedarf bei Versicherten der LVA Schleswig-Holstein und Mitgliedern beteiligter Krankenkassen. Abschlussbericht. Verein zur Förderung der Rehabilitationsforschung in Schleswig-Holstein (Hrsg.) 2005.

Josenhans J.: Netzwerk Betrieb und Reha e.v. - Zusammenarbeit von Arbeitsmedizin und Rehabilitation am Beispiel von „Reha-Bau". In „Integrierte Rehabilitation". S. 109-119. Gesellschaft für Versicherungswissenschaft und –gestaltung e.V. (Hrsg.). Akademische Verlagsgesellschaft Aka GmbH, Berlin 2004.

Die beruflich orientierte Rehabilitation der Deutschen Rentenversicherung – ein Überblick

Rolf Buschmann-Steinhage

1   Einleitung

Das Rehabilitationsziel der gesetzlichen Rentenversicherung ist beruflich orientiert: die Erhaltung oder Wiederherstellung der Erwerbsfähigkeit, die Integration oder Reintegration in das Erwerbsleben. Deshalb ist die berufliche Orientierung der medizinischen Rehabilitation der Rentenversicherung eigentlich selbstverständlich. Und daher ist es auch kein Wunder, dass Belastungserprobung und Arbeitstherapie nach § 26 Abs. 2 SGB IX (vorher nach § 15 SGB VI) trotz ihres Namens nicht zu den Leistungen zur Teilhabe am Arbeitsleben, sondern zu den Leistungen zur medizinischen Rehabilitation gehören. Dennoch dominierte über viele Jahre eine traditionell medizinische Konzeption die medizinische Rehabilitation, auch die der Rentenversicherung. Seit einigen Jahren gewinnen beruflich orientierte Elemente in der medizinischen Rehabilitation immer mehr an Bedeutung. Ob diesem Trend schon der Durchbruch gelungen ist, muss noch offen bleiben – die Entwicklung geht jedenfalls weiter.

Es gibt mehrere Gründe für die dominierende medizinische Orientierung: Das beginnt bei einem der Traditionsstränge der medizinischen Rehabilitation, dem Kurwesen. Die dominierende Berufsgruppe in der medizinischen Rehabilitation sind weiterhin Ärzte, die in ihrer Ausbildung keine Grundlagen für eine berufliche Orientierung erworben haben und in deren professionellem Selbstverständnis die Medizin, zum Teil insbesondere die kurative Medizin, ein hohes Ansehen besitzt. Diese Orientierung der Ärztinnen und Ärzte trifft sich mit der Therapie- bzw. Rehabilitationserwartung der Rehabilitanden und Rehabilitandinnen. Sie kommen oft in die Rehabilitationseinrichtung, um primär ihr Gesundheitsproblem, die Beschwerden und Schmerzen, behandeln zu lassen. Berufsorientierte Angebote werden dafür oft nicht als hilfreich angesehen und stoßen deshalb weniger auf Akzeptanz als zum Beispiel schmerzzentrierte Therapieverfahren, zumal wenn diese, wie etwa Massagen und Bäder, direkt als angenehm empfunden werden.

Seit einigen Jahren nun gewinnt die berufliche Orientierung der medizinischen Rehabilitation erkennbar an Boden. Immer deutlicher wurde, dass eine medizinische Orientierung allein nicht ausreicht, wenn das Rehabilitationsziel der Rentenversicherung erreicht werden soll. Forschungsprojekte belegten die hohe Bedeutung subjektiver Einstellungen zur Erwerbsfähigkeit für die berufliche Wiedereingliederung und riefen damit nach einer gezielteren Arbeit an diesen subjektiven Bedingungen für die Erreichung des Rehabilitationsziels. Modellprojekte in verschiedenen Reha-Kliniken zeigten, dass und wie berufsorientierte Angebote entwickelt und realisiert werden können. Die Rentenversicherung als Leistungsträger mit der Strukturverantwortung für die Rehabilitation forderte die Rehabilitationseinrichtungen auf, berufliche Aspekte in der medizinischen Rehabilitation stärker zu berücksichtigen. Auch die Betonung von Aktivität und Teilhabe in ICF und SGB IX machte deutlich, dass eine rein medizinische Ausrichtung der medizinischen Rehabilitation nicht ausreicht.

2 Medizinisch-berufliche Orientierung

Ein kürzlich erschienener Überblicksartikel formuliert: „Medizinisch beruflich orientierte Rehabilitation (MBO) versteht sich als Ansatz mit schärferer Fokussierung auf die Folgen gesundheitlicher Beeinträchtigungen in der Berufs- und Arbeitsrealität. Sie leitet Rehabilitationsdiagnostik und Rehabilitationsbehandlung in der medizinischen Rehabilitation von gesundheitlich bedingten spezifischen beruflichen Problemlagen, von der gestörten Teilhabe am Erwerbsleben ab." (Müller-Fahrnow et al., 2005, S. 289)

Eine Reihe von Prinzipien der medizinisch-beruflichen Orientierung formuliert die Bundesarbeitsgemeinschaft für Rehabilitation (BAR) in ihrem Orientierungsrahmen für die Arbeit ab 2004:

- frühzeitiges Erkennen von Rehabilitationsbedarf,
- frühe Hinorientierung auf berufliche Fragestellungen,
- transparenter, reproduzierbarer Abgleich von beruflichen Anforderungen und Fähigkeiten,
- Fokussierung der Diagnostik und Therapie auf die funktions-/aktivitätsbezogenen Probleme am Arbeitsplatz,
- frühzeitige Einleitung weiterführender Maßnahmen,

- besonderes Bemühen um den Erhalt des Arbeitsverhältnisses durch persönliche oder technische Hilfen oder durch Umsetzung im Betrieb und
- Eingliederungsmanagement (BAR 2005, S. 55).

Nicht zur medizinisch-beruflichen Orientierung gehört die medizinisch-berufliche Rehabilitation (MBR) die in den sog. Phase II-Einrichtungen stattfindet. Während die MBO innerhalb des Rahmens der medizinischen Rehabilitation bleibt, treten bei der MBR unter dem Dach ein und derselben Rehabilitationseinrichtung Leistungen zur Teilhabe am Arbeitsleben hinzu, allerdings ohne die „großen" Bildungsleistungen, wie z. B. die Umschulung.

Etwas konkreter werdend als in einer allgemeinen Definition kann man drei Ebenen der medizinisch-beruflichen Orientierung unterscheiden:

a) **Diagnostik**

b) **Intervention**

c) **Management**

Zur Ebene der Diagnostik gehören sowohl das Screening, um berufliche Risiken bei Versicherten bzw. Rehabilitanden zu erkennen, als auch das darüber hinausgehende Assessment, um differenziert die beruflichen Anforderungen mit den Möglichkeiten der Rehabilitanden in Beziehung zu setzen. Praktisch geschieht dies z. B. als Vergleich von Leistungsfähigkeit und Anforderungen über ausgefeilte Profilvergleiche. Interventionen finden in der Rehabilitationseinrichtung selbst, gegebenenfalls auch in Kooperation mit anderen Institutionen, z. B. Berufsförderungswerken statt. Unter dem Stichwort „Management" sind die Schnittstellen zwischen verschiedenen Versorgungssektoren angesprochen, Managementpfade, Bemühungen um Case Management, aber auch das Antragsverfahren beim Rehabilitationsträger.

Ergänzend zu den drei Ebenen lassen sich auch verschiedene Grundmodelle der medizinisch-beruflichen Orientierung unterscheiden:

a) Zunächst kommen niedrigschwellige Angebote für (fast) alle Rehabilitanden in Betracht, die gleichsam den allgemeinen beruflichen Bedarf abdecken.

b) Mit Hilfe eines Screenings können berufliche Risikopatienten, also Versicherte mit einem besonderen, spezifischen beruflichen Bedarf identifiziert werden, denen dann – auf der Basis eines Assessments - gezielt indikative beruflich orientierte Therapie-Elemente der Rehabilitationseinrichtung selbst angeboten werden.

c) Daneben kann ein solches Screening zu speziellen Angeboten an die Rehabilitanden führen, die nicht von der medizinischen Rehabilitationseinrichtung selbst, sondern in Kooperation mit Einrichtungen der beruflichen Rehabilitation oder mit Betrieben erbracht werden.

d) Schließlich kann das Screening zusammen mit einem Assessment in die Einleitung von Leistungen zur Teilhabe am Arbeitsleben münden.

e) Spezielle MBO-Rehabilitationseinrichtungen können der Rehabilitation der Versicherten dienen, für die bereits im Antragsverfahren ein spezifischer beruflicher Bedarf deutlich geworden ist.

3   Beispiele zur medizinisch-beruflichen Orientierung

Die Einrichtungen der medizinischen Rehabilitation haben inzwischen eine kaum noch überschaubare Vielzahl von Beispielen für beruflich orientierte Interventionen entwickelt und erprobt (vgl. BAR, 2000, Koch, 2005 und Müller-Fahrnow et al., 2005).

Im Bereich der Diagnostik gehören dazu:

- ausführliche Sozial-, Arbeits- und Berufsanamnese
- Screening-Fragebogen zur Erkennung beruflicher Risiken
- gezieltes Assessment zum Vergleich von Leistungsfähigkeit und Anforderungen (z. B. IMBA, EFL, ERGOS)
- externe Belastungserprobung während der psychosomatischen Rehabilitation, z. B. im Kaufhaus
- Information, Erprobung, Neuorientierung und Fähigkeitsprofil in einem kooperierenden Berufsförderungswerk

Auch im Bereich der Interventionen gibt es eine Vielzahl von Beispielen:

- Sozialmedizin-Gruppe zu Fragen von Erwerbsminderung, sozialmedizinischer Beurteilung usw.

- Schulungsmodul: „Mit Rheuma im Beruf" als Teil der Patientenschulung
- indikative Gruppe zur Bearbeitung berufsbezogener Belastungen und Konflikte
- edukative Angebote („Was bedeutet Arbeit für mich?")
- Gruppentraining „Keine Angst vor dem PC"
- Beratung über Angebote der beruflichen Rehabilitation
- verhaltenstherapeutische Angebote zur Bewältigung des beruflichen Alltags (z. B. zur Stressbewältigung)
- Bewerbungstraining
- „Work Hardening" bei chronischen Rückenschmerzen
- arbeitsplatzbezogenes Leistungstraining (auch kognitiv)

Zum Bereich Management gehören folgende Elemente:

- Case-Management aus Leistungen zur medizinischen Rehabilitation, schnelles Einschalten des Reha-Fachberatungsdienstes
- Zusammenarbeit mit Arbeitgeber/Betrieb und Betriebsarzt zur genaueren Ermittlung des Anforderungsprofils und Vorbereitung der beruflichen Wiedereingliederung
- beschleunigte Einleitung von Leistungen zur Teilhabe am Arbeitsleben, wenn entsprechender Bedarf in der medizinischen Rehabilitation erkannt wird

4 Bedarf an medizinisch-beruflicher Orientierung

Nicht jede(r) Rehabilitand(in) benötigt in gleichem Umfang diagnostische und therapeutische Leistungen in der Rehabilitation; das gilt auch für die beruflich orientierten Leistungen. Oft wird ein allgemeiner bzw. unspezifischer beruflich-orientierter Bedarf von einem spezifischen unterschieden. Der allgemeine Bedarf liegt – von Ausnahmen abgesehen – bei allen Rehabilitand(inn)en der Rentenversicherung vor, während der spezifische Bedarf ein besonderes berufliches Risiko voraussetzt. Dafür werden derzeit Screening- und Assessment-Instrumente entwickelt und erprobt. Daneben lassen sich vorläufig allgemeine Kriterien für einen spezifischen MBO-Bedarf formulieren (Müller-Fahrnow, 2005):

- Leistungsfähigkeit unter 6 Stunden pro Tag und/oder
- Diskrepanzen zwischen Leistungsfähigkeit im letzten Beruf und positivem/negativem Leistungsbild und/oder
- Arbeitsunfähigkeit über 3 Monate in den letzten 12 Monaten und/oder
- Arbeitslosigkeit vor Reha-Beginn und/oder
- EU/BU–Rentenantrag vor der Rehabilitation.

Wenn man diese Kriterien der Bildung von zwei MBO-Bedarfsgruppen zu Grunde legt, kommt man zu einem spezifischen MBO-Bedarf bei rund einem Drittel der Betroffenen: Bei der Auswertung von Daten zu 30.806 Versicherten der BfA kam Müller-Fahrnow (2005) zu einer Häufigkeit von 70% beim unspezifischen und von 30% beim spezifischen MBO-Bedarf. Bei neurologischen/zerebrovaskulären Erkrankungen ist der spezifische MBO-Bedarf mit 54% erheblich höher, ebenso in der onkologischen Rehabilitation mit 58%. Nach der medizinischen Rehabilitation waren bei unspezifischem MBO-Bedarf 14% der Rehabilitand(inn)en arbeitsunfähig, bei spezifischem MBO-Bedarf hingegen mit 47% deutlich mehr.

Die Erkenntnisse zum MBO-Bedarf haben auch bereits Eingang gefunden in die Leitlinie der Deutschen Rentenversicherung Bund zur Rehabilitation bei koronarer Herzkrankheit (KHK, vgl. Brüggemann & Klosterhuis, 2005). Das evidenzbasierte Therapiemodul (ETM): Klinische Sozialarbeit – Unterstützung der beruflichen Integration, d. h. multiprofessionelle Beratung zu Umschulung, Weiterqualifikation, Stufenweise Wiedereingliederung, Umsetzung am Arbeitsplatz, Belastungserprobung usw. soll bei mindestens 30% der Rehabilitanden mindestens 3mal während der Rehabilitation zum Einsatz kommen, mit einer Dauer von 45-90 Minuten pro Rehabilitation. Der dazugehörige Code in der Klassifikation Therapeutischer Leistungen (KTL; BfA, 2000) ist h01.10 Sozialrechtliche Beratung – Berufliche Situation, 15 Minuten.

5 Stand der MBO in Deutschland

Aus der oben erwähnten Untersuchung von Müller-Fahrnow (2005) stammen auch Zahlen zur Häufigkeit ausgewählter berufsorientierter Leistungen in der medizinischen Rehabilitation in Abhängigkeit vom jeweiligen MBO-Bedarf:

	unspezifischer Bedarf	spezifischer Bedarf
Arbeitstherapie in Rehabilitation	9,0%	11,9%
über Arbeitsfähigkeit gesprochen	37,6%	59,3%
Gespräch mit Reha-Fachberater	17,3%	38,1%
berufliche Rehabilitation	6,1%	15,0%

Wie zu erwarten, sind berufsorientierte Leistungen bei bestehendem spezifischen MBO-Bedarf deutlich häufiger.

Auch über die Auswertung von Klinikangaben im Entlassungsbericht zu den erbrachten Einzelleistungen anhand der Klassifikation Therapeutischer Leistungen (KTL) lassen sich Informationen zur Häufigkeit bestimmter MBO-Elemente gewinnen (BfA-Daten, 5%-Stichprobe, N=19.636; Klosterhuis, 2005):

h01.10	Sozialrechtliche Beratung – Berufliche Situation	7%
h01.40	Sozialrechtliche Beratung – Rentenfragen	3%
h11.-	Beratung zur beruflichen Rehabilitation (Rehabilitationsberatung)	4%
h11.10	Berufsklärung einschließlich der leistungsbezogenen Einleitung von berufsfördernden Maßnahmen	2%

Die unerwartet niedrigen Zahlen lassen sich – zumindest zum Teil – dadurch erklären, dass die Verschlüsselung berufsorientierter Leistungen in der bisherigen KTL unvollständig ist. Die laufende Weiterentwicklung der KTL wird hier Verbesserungen mit sich bringen.

Neben diesen Daten aus dem Bereich der Angestelltenversicherung gibt es weitere Informationen zur medizinisch-beruflichen Orientierung aus einer wissenschaftlichen Studie. Im Rahmen des Projekts „**P**artizipations-**O**rientierte **R**ehabilitation zur **T**eilhabe am **A**rbeits**L**eben" (PORTAL, Radoschewski, 2005) fand u. a. eine Befragung von Rehabilitationseinrichtungen zur Verbreitung berufsorientierter Elemente in der medizinischen Rehabilitation statt. Eine erste Auswertung der Antworten von 763 Rehabilitationseinrichtungen zeigte folgende Ergebnisse:

a)   **Diagnostik**

Fast alle Einrichtungen (94%) geben an, eine ausführliche berufs-/erwerbsorientierte Anamnese zu erheben. Rund ein Drittel der Einrichtungen (29%) setzen mindestens ein standardisiertes Instrument ein. Verbreitet sind vor allem IRES, SF36/SF12 und AVEM. Häufiger eingesetzt werden einrichtungsinterne Bögen: zu 61% mindestens ein einrichtungsinterner Fremdbeurteilungsbogen, zu 55% mindestens ein einrichtungsinterner Patientenfragebogen. Einrichtungsinterne Fragebögen haben allerdings den Nachteil, in der Regel weniger sorgfältig konstruiert und erprobt zu sein und zu Ergebnissen zu führen, die mit denen aus anderen Einrichtungen kaum vergleichbar sind.

b) Interventionen

Mehr als die Hälfte aller Einrichtungen (56%) setzen Maßnahmen zur Verbesserung beruflicher Schlüsselqualifikationen und Handlungskompetenzen (z. B. Kommunikations-, Konflikt- oder Teamfähigkeit) ein. Bei den Einrichtungen zur Rehabilitation von Krankheiten der Muskeln, des Skeletts und des Bindegewebes (MSK) waren es 37%. Der höhere Anteil der Gesamtgruppe geht vor allem auf die Einrichtungen zur Rehabilitation bei Suchtkrankheiten und psychischen Störungen zurück. Ähnlich häufig (59%) sind Maßnahmen zur Verbesserung der berufsbezogenen Belastbarkeit, Ausdauer und Motivation (z. B. Belastungserprobung), die in MSK-Einrichtungen zu 43% zu finden sind. Deutlich verbreiteter sind mit 77% (MSK-Einrichtungen 70%) Maßnahmen zu Beratung, Interessenfindung und Vermittlung von Kontakten.

c) Konzepte

Als ihrer medizinisch-beruflichen Orientierung zugrunde liegendes Konzept geben mehr als die Hälfte aller Einrichtungen (57%) an, keine beruflich orientierte Therapiegruppen durchzuführen, sondern eine bedarfsorientierte, individuelle Kombination von Leistungen einzusetzen. Knapp ein Viertel (24%) bietet zusätzlich auch spezielle arbeits- und berufsbezogene therapeutische Leistungen an und rund ein Fünftel (19%) haben besondere therapeutische Maßnahmen/Programme/Therapiemodule für Patienten mit besonderen beruflichen Problemlagen entwickelt. Bei kritischer Betrachtung und der Berücksichtigung möglicher sozialer Erwünschtheit bei den Antworten auf die Fragebögen könnte man den Eindruck gewinnen, dass mehr als die Hälfte der Einrichtungen noch nicht wirklich über ein medizinisch-beruflich orientiertes Rehabilitationskonzept verfügt.

6 Fragen und Probleme zur MBO

Die medizinisch-beruflichen Orientierung wird stärker. Die Entwicklung ist allerdings (noch) durch eine Reihe von offenen Fragen und Problemen gekennzeichnet.

Gilt das Konzept der MBO für alle oder nur für berufliche Risiko-Rehabilitanden, die beispielsweise über ein geeignetes Screening identifiziert werden können? Damit in Zusammenhang steht die Frage, ob MBO in allen Rehabilitationseinrichtungen praktiziert werden soll oder nur in ausgewählten. Aus meiner Sicht spricht Vieles dafür, ein basales, niedrigschwelliges Angebot an MBO-Bausteinen in allen medizinischen Rehabilitationseinrichtungen der Rentenversicherung vorzuhalten, um zum einen ein Screening auf berufliche Risiken auch in der Rehabilitation zu ermöglichen und zum andern, weil vielen Rehabilitanden ein solches Angebot – und sei es prophylaktisch – hilfreich ist. Andererseits wird man differenziertere und aufwendigere Angebote der medizinisch-beruflichen Orientierung nur in einem Teil der Einrichtungen realisieren können, aus Kostengründen und um Kompetenzen sinnvoll zu bündeln.

Wenn es aber medizinische Rehabilitationseinrichtungen gibt, die sich auf die medizinisch-berufliche Orientierung und entsprechende gezielte Diagnostik- und Therapiebausteine spezialisiert haben, stellt sich die Frage, wie schon vor der Rehabilitation, d. h. beim Antragsverfahren, durch den Rentenversicherungsträger die Versicherten ausgewählt werden können, für die eine Rehabilitation in diesen spezialisierten Einrichtungen sinnvoll und notwendig ist.

Nicht erst seit dem Wachstums- und Beschäftigungsförderungsgesetz (WFG), aber durch diese relativ starre Begrenzung der Reha-Ausgaben der Rentenversicherung verstärkt, spielen die Kosten der Rehabilitation eine große Rolle. Oft wird davon ausgegangen, dass eine MBO-Rehabilitation mehr kostet als die „normale" medizinische Rehabilitation. Dies dürfte vor allem dann der Fall sein, wenn die medizinisch-beruflich orientierten Angebote zu den sonstigen Leistungen der Rehabilitationseinrichtung (additiv) hinzukommen, statt andere Diagnostik- oder Therapie-Elemente, die sich als weniger wirksam herausgestellt haben, zu ersetzen (substitutiv). Das Weglassen von – oft jahrelang durchgeführten – Leistungen ist aber oft schwierig umzusetzen, selbst wenn die Einsicht in die nicht so überzeugende Wirksamkeit bereits vorhanden ist.

Die medizinisch-berufliche Orientierung stellt erhebliche Anforderungen an Kompetenz und Erfahrung in den Rehabilitationseinrichtungen; viele Berufsgruppen sind darauf von ihrer Ausbildung her nicht oder nur unzureichend vorbereitet. Das gilt auch für die Versicherten, die von der Notwendigkeit der stark berufsorientierten Angebote erst einmal überzeugt werden müssen. Die berufsorientierte Diagnostik (Screening und Assessment) kann einfacher realisiert werden, auch weil dazu eine ganze Reihe von Instrumenten und Verfahren zur Verfügung stehen. Schwieriger dürfte es oft sein, die sich aus der Diagnostik ergebenden Interventionsbedarfe wirksam zu erfüllen. Dies gilt m. E. insbesondere für solche Interventionen, die sich auf berufsbezogene Einstellungen der Rehabilitanden (z. B. „Ich werde es doch nicht mehr schaffen, mich in meinem Betrieb zu behaupten.") und auf Schlüsselqualifikationen (z. B. kommunikative Kompetenz) beziehen.

Für die Realisierung der medizinisch-beruflichen Orientierung brauchen die Rehabilitationseinrichtungen oft die Kooperation mit Betrieben und/oder Betriebsärzten. Die hat sich immer wieder als schwierig herausgestellt, sei es wegen „einfacher" organisatorischer Probleme der Kooperation oder weil Klinik und Betrieb unterschiedliche Welten sind. Dies scheint auch für die ambulante Rehabilitation nicht einfacher zu sein. Nur in 1 % der Fälle werden dort Betriebsarzt bzw. Arbeitgeber/Vorgesetzte in die Rehabilitation einbezogen – so jedenfalls die Ergebnisse einer Patientenbefragung bei ambulanter orthopädischer Rehabilitation durch das Universitätsklinikum Eppendorf (Klosterhuis, 2005).

7   Perspektiven

Alles spricht dafür, dass der Trend zur MBO weitergehen wird. Er wird durch die Umsetzungsprojekte zum Förderschwerpunkt „Rehabilitationswissenschaften" unterstützt werden. Mehrere Studien zu geeigneten Screening-Verfahren zum beruflichen Rehabilitationsbedarf und zu entsprechenden Interventionsbausteinen laufen bereits und werden auch von einer Projektgruppe der Deutschen Rentenversicherung Bund begleitet. In der laufenden Weiterentwicklung der Klassifikation Therapeutischer Leistungen (KTL) wird die Dokumentation berufsorientierter Interventionen verbessert werden, um die berufliche Orientierung in der Praxis differenzierter durch die im Entlassungsbericht enthaltenen KTL-Daten abzubilden. Das erst ermöglicht die flächendeckende und routinemäßige Aufnahme der medizinisch-beruflichen Orientierung in die Berichte zur Qualitätssicherung und setzt darüber neue Anreize zu deren Realisierung. Die medizinisch-berufliche Orientierung als besondere Stärke der Rehabilitation durch die Rentenversicherung kann und sollte auf diese Weise weiter fortentwickelt und breiter realisiert werden.

Literatur

BAR (Hrsg): Berufsbezogene Maßnahmen in der medizinischen Rehabilitation - bisherige Entwicklungen und aktuelle Perspektiven. Bericht über die Expertentagung am 25./26. Januar 2000 in Würzburg. Bearbeitet von S. Neuderth & H. Vogel, Institut für Psychotherapie und Medizinische Psychologie der Universität Würzburg. Frankfurt/Main, 2000

BAR: Die Zukunft der Rehabilitation und Teilhabe - Orientierungsrahmen für die Arbeit der Bundesarbeitsgemeinschaft für Rehabilitation (BAR) ab 2004. Rehabilitation 2005, 44(1), S. 50-57

Brüggemann, S. & Klosterhuis, H.: Leitlinien für die medizinische Rehabilitation – eine wesentliche Erweiterung der Qualitätssicherung. RVaktuell 10-11/2005, S. 467-475

Bundesversicherungsanstalt für Angestellte, Landesversicherungsanstalten, Bundesknappschaft, Seekasse im Verband Deutscher Rentenversicherungsträger (Hrsg.): KTL – Klassifikation therapeutischer Leistungen in der medizinischen Rehabilitation, Berlin 2000

Klosterhuis, H.: Unterstützung in der Rehabilitation durch Prozessdaten der Rentenversicherung. Vortrag beim Symposium „Wissenschaftliche Grundlagen der medizinisch-beruflich orientierten Rehabilitation" am 27.-28. Januar 2005 in Berlin

Koch, U.: Berufliche Orientierung – Königsweg der medizinischen Rehabilitation? Reha-Forum der BfA: Neue Anforderungen aus Beruf und Gesellschaft. Berlin: BfA 2005, S. 69-81

Müller-Fahrnow, W.: Theoretische Grundlagen der MBO in der medizinischen Rehabilitation. Vortrag beim Symposium „Wissenschaftliche Grundlagen der medizinisch-beruflich orientierten Rehabilitation" am 27.-28. Januar 2005 in Berlin

Müller-Fahrnow, W., Greitemann, B., Radoschewski, F. M., Gerwinn, H. & Hansmeier, Th.: Berufliche Orientierung in der medizinischen Rehabilitation und Leistungen zur Teilhabe am Arbeitsleben. Rehabilitation 2005, 44(5), S. 287-296

Radoschewski, F. M.: Ausgewählte vorläufige Ergebnisse der PORTAL-Studie „Partizipationsorientierte Rehabilitation zur Teilhabe am Arbeitsleben". Vortrag vor der Projektgruppe "Übergang von medizinischer zu beruflicher Rehabilitation" (PGMBR) der Deutschen Rentenversicherung Bund am 8. Dezember 2005 in Berlin

Vergleich der Rehabilitationssysteme in Deutschland und in den nordeuropäischen Ländern

Mario Lewerenz

1 Einleitung

Warum beschäftigt sich die Deutsche Rentenversicherung Bund mit dem Thema europäische Rehabilitationssysteme? Die Antwort ergibt sich aus zwei wegweisenden Urteilen des Europäischen Gerichtshofs vom 28. April 1998, die Aufsehen erregend waren.

In Brüssel, bei der Europavertretung der deutschen Sozialversicherung, der Repräsentanz der Zweige der deutschen Sozialversicherung, hat man sich bei der Auswertung der beiden Urteile der Fälle Decker und Kohll (Rs. C-120/95 und C-158/96) gefragt: Ergeben sich aus den Urteilen auch für die deutsche Rehabilitationslandschaft Konsequenzen? Welche Auswirkungen sind für das deutsche Rehabilitationssystem zu erwarten? Die Beleuchtung der Urteile unter dem Aspekt der Rehabilitation und dabei der Frage nach europäischen Rehabilitationssystemen machte schnell klar, dass über europäische bzw. ausländische Rehabilitationssysteme kaum Informationen verfügbar waren. Vorhandene Informationen konzentrieren sich in der Regel auf die Krankenversicherungssysteme bei der Darstellung der Gesundheitssysteme, ohne auf die Rehabilitation näher einzugehen. Um diese Informationslücke zu schließen, wurde ein Fragebogen entwickelt, der alle relevanten Themengebiete erfassen sollte. Dieser wurde europaweit verschickt, zahlreiche Sozialversicherungsträger u.A. haben den Fragebogen ausgefüllt zurückgeschickt. Der Fragebogen wurde bzw. wird von der Deutschen Rentenversicherung Bund ausgewertet.

Im folgenden Beitrag werden exemplarisch die Systeme Schwedens und Finnlands dargestellt, unter Beachtung der jeweiligen Finanzierungsformen der beiden Länder. Wo möglich, wird ein Vergleich mit dem deutschen System vorgenommen. Vorab sei noch betont, dass die hier dargestellten Erkenntnisse theoretischer Natur sind. Das heißt, sie beruhen auf den Fragebogendaten sowie weitergehenden Informationen, Literaturrecherchen und Nachfragen bei den Institutionen und Stellen, die den Fragebogen ausgefüllt haben. Es kann also durchaus möglich sein, dass es in der Praxis Erkenntnisse gibt, die mit der Theorie nicht deckungsgleich sind.

2 Finanzierungsformen europäischer Sozialversicherungssysteme

Wie sind die Sozialversicherungssysteme in Europa finanziert? Im Wesentlichen lassen sich die europäischen Länder zwei Finanzierungsformen zuordnen, staatsnahe, d.h. vorwiegend Steuerfinanzierung, und Finanzierung durch Einnahmen aus Sozialversicherungssystemen, d.h. vorwiegend aus Beiträgen (Abbildung 1).

Abbildung 1: Finanzierungsformen in Europa

Europa allgemein Finanzierungsformen	
staatsnah vorwiegende Steuerfinanzierung	Sozialversicherungssysteme
Dänemark *Finnland* Großbritannien Griechenland Italien Irland Portugal *Schweden* Spanien	*Deutschland* *Niederlande* *Österreich* *Frankreich* *Belgien* Luxemburg

kursiv: Daten der jeweiligen Länder sind bereits ausgewertet

Wie die aktuell ausgewerteten Daten zeigen, verfügen Finnland, Schweden, Spanien über vorwiegend staatsnah finanzierte Systeme, bei den Niederlanden, Österreich, Frankreich und Belgien herrschen Sozialversicherungssysteme vor.

2.1 Schweden

Die schwedische Sozialversicherung ist in dem noch heute gültigen Gesetz über die Allgemeine Sozialversicherung (*Lag om allmän försäkring*) von 1962 geregelt. Es wurde damit ein Instrument des allgemeinen Risikoausgleichs geschaffen. Das Gesetz beinhaltet eine Reihe von Versicherungszweigen wie die Krankenversicherung, Invalidenversicherung und die Rentenversicherung. Bezüglich der Krankenversicherung, Mutterschaft und Invalidität handelt es sich um eine sog. „Einwohnerversicherung", darunter versteht man ein steuerfinanziertes Versorgungssystem für alle Einwohner. In den anderen Bereichen der Sozialverwaltung werden nur Erwerbstätige (auch Selbständige) erfasst.

Die medizinischen Rehabilitationsleistungen sind der sogenannten „Einwohnerversicherung", dort dem Bereich Krankenversicherung, zuzuordnen. Alle Fälle, die eine medizinisch bedingte Behinderung bei der Ausübung einer Tätigkeit infolge Krankheit, Verletzung oder funktionaler Behinderung vorweisen, erhalten die notwendigen Rehabilitationsleistungen. Der Bereich der beruflichen Rehabilitation wird in wesentlichen Teilen durch Arbeitgeber, als Leistungsträger, finanziert und damit nicht aus der sogenannten „Einwohnerversicherung".

Träger der Rehabilitation sind die örtlichen Gesundheitsdienste, die Sozialversicherung sowie die Arbeitgeber. Letzteren kommt im Bereich der beruflichen Rehabilitation eine besondere Aufgabe zu. Sie tragen die Verantwortung für die frühzeitige Erkennung des Rehabilitationsbedarfs ihrer Mitarbeiter und die rechtzeitige Einleitung der erforderlichen Maßnahmen. Sie sind gesetzlich verpflichtet, die notwendigen Maßnahmen auch zu finanzieren.

Die Sozialversicherung ist im Bereich der beruflichen Rehabilitation insoweit nur nachrangig leistungspflichtig.

2.1.1 Finanzierung

Die schwedische Bevölkerung und alle in Schweden ansässigen Ausländer sind in einer Sozialversicherung genannten, der sog. „Einwohnerversicherung", versichert. Die Finanzierung erfolgt über Beiträge des Arbeitgebers (vgl. Tabelle 1) und durch staatliche Beihilfen. Das „Einwohnerversicherungssystem" steuert ca. 18 % der Gesamtausgaben im Gesundheitswesen des Landes bei, der überwiegende Teil mit etwa 65 % der Kosten wird von den Provinzlandtagen (Provinzräten) aus Steuern erbracht. Die restlichen Kosten kommen aus staatlichen Beihilfen (rd. 10 %), Privatversicherungen (ca. 3 %) und Zuzahlungen der Patienten (etwa 4 %). Zuzahlungen fallen sowohl für Konsultation als auch für Arzneimittel an.

Tabelle 1: Beiträge im Sozialwesen

Krankheit (Geldleistung)	8,80 % Arbeitgeber 9,53 % Selbständige	
Elternschaftsversicherung (Geldleistung)	2,23 % Arbeitgeber 2,20 % Selbständige	
Pflege	kein eigenständiges System	
Alter*	10,21 % Arbeitgeber 10,21 % Selbständige	Erwerbstätige haben zusätzlich 7 % des Erwerbseinkommens, Krankengeldes, Arbeitslosengeldes etc. für die Alterspension zu entrichten.
Hinterbliebene*	1,70 % Arbeitgeber 1,70 % Selbständige	
Arbeitsunfälle, Berufskrankheiten	1,38 % Arbeitgeber 1,38 % Selbständige	
Arbeitslosigkeit	5,84 % Arbeitgeber 3,30 % Selbständige	

* Für Invalidität werden keine eigenen Beiträge erhoben, sie sind in den Beiträgen Alter und Hinterbliebene enthalten.
Quelle: Missoc eigene Darstellung,

Abbildung 2: Ziele der Rehabilitation in Schweden

	Ziele
Medizinische Rehabilitation kommunale Gesundheitsdienste	Wiederherstellung der fundamentalen (Körper)Funktionen
Berufliche Rehabilitation Arbeitgeber lokale Sozial- versicherungsämter Arbeitsverwaltung	Wiedererlangung der Erwerbsfähigkeit
Soziale Rehabilitation Gemeindeverwaltung	Versorgungsdienste Beratungen

2.1.2 Ziele der Rehabilitation

„Als Rehabilitation wird in Schweden jede Maßnahme medizinischer, beruflicher oder sozialer Natur gesehen, die einer kranken oder verletzten Person die Wiedererlangung eines Maximums an funktionalen Möglichkeiten bietet, ein selbstbestimmtes Leben zu führen" (Zitat: Socialstyrelsen, Nationale Behörde für Gesundheit und Wohlfahrt).

Mit der Umsetzung dieses Ziels sind unterschiedliche Behörden und Institutionen auf verschiedenen Gebieten betraut. Die Zuständigkeiten sind wie folgt verteilt:

- medizinische Rehabilitation
  wird durch die kommunalen Gesundheitsdienste angeboten. Bei der medizinischen Rehabilitation steht die Wiederherstellung der fundamentalen (Körper-)Funktionen des Patienten im Vordergrund,

- berufliche Rehabilitation
  soll den Patienten bei der Wiedererlangung seiner Erwerbsfähigkeit unterstützen. Sie beinhaltet Arbeitstraining oder auch spezielle Hilfen oder Anpassungen am Arbeitsplatz des Berechtigten. Ziel ist dabei, ihm ein berufliches Umfeld zu schaffen, welches eine dauernde Eingliederung ins Erwerbsleben sichert. Die Zuständigkeit dieser Leistungen ist auf die Arbeitgeber, die lokalen Sozialversicherungsbüros und die Arbeitsverwaltung, in dieser Reihenfolge, verteilt,

- soziale Rehabilitation
  wird grundsätzlich durch die Gemeindeverwaltungen geleistet. Sie beinhaltet Versorgungsdienste, Beratung und Information Betroffener sowie Hilfe in persönlichen Angelegenheiten.

Das System des Rehabilitationszugangs ist stark auf eine Beschäftigung des Berechtigten abgestellt. Verdeutlicht wird dies durch die wichtige Funktion des Arbeitgebers beim Zugang zu den Rehabilitationsleistungen. Dem Arbeitgeber fällt per gesetzlichen Auftrag die Aufgabe zu, die Notwendigkeit von Rehabilitationsleistungen für einen Versicherten zu erkennen, festzustellen und sicherzustellen, dass die Maßnahmen eingeleitet werden. In der Praxis betrifft das hauptsächlich den Bereich der beruflichen Rehabilitation, da im medizinischen Bereich der Kontakt zum Hausarzt enger ist und dieser die Steuerungsfunktion besser wahrnehmen kann. Im Bereich der beruflichen Rehabilitation hat der Arbeitgeber neben dem „Erkennen und Einleiten" auch noch die Finanzierung der Leistungen zu gewährleisten.

Die schwedische Gesetzgebung stellt sicher, dass Rehabilitationsbedarf frühzeitig erkannt und die notwendigen Maßnahmen rechtzeitig eingeleitet werden. So ist der Arbeitgeber gesetzlich verpflichtet, mit seinem Mitarbeiter Kontakt aufzunehmen und ggf. mit ihm gemeinsam einen Antrag auf Leistungen zur Rehabilitation auszufüllen, wenn

- der Arbeitnehmer für mehr als vier Wochen durchgehend krank ist,
- der Arbeitnehmer sechsmal oder häufiger während der letzten 12 Monate erkrankt war,
- der Arbeitnehmer eine derartige Leistung nachfragt.

Der Arbeitnehmer hat im schwedischen System auch Mitwirkungspflichten. Dazu gehört, dem zuständigen Sozialversicherungsamt bei einer mehr als vier Wochen andauernden Krankheit, ein ärztliches Zeugnis vorzulegen. Das Zeugnis muss eine Aussage darüber enthalten, mit welcher voraussichtlichen Krankheitsdauer zu rechnen ist und ob ggf. Rehabilitationsleistungen angezeigt sind. Mangelnde Mitwirkung im Verfahren kann mit Sanktionen wie Versagung oder Entzug der finanziellen Unterstützung belegt werden.

2.1.3 Medizinische Rehabilitation

Die örtlichen Gesundheitsdienste als Rehabilitationsträger sind für die Einleitung der medizinischen Rehabilitation zuständig. Ergänzend sind die Sozialversicherungsbüros für die sozialen Aspekte der medizinischen Rehabilitation verantwortlich, z.b. für die finanzielle Absicherung. Die Sozialversicherungsämter kooperieren mit den Gesundheitsdiensten, da häufig ärztlicher Rat benötigt wird, z.B. für die Information über den Heilungsprozess oder die Leistungsfähigkeit / Erwerbsfähigkeit von Patienten. Die Feststellung des Bedarfs erfolgt nach rein medizinischen Gesichtspunkten unter Außerachtlassung von arbeitsmarktlichen oder sozialen Komponenten.

Der Rehabilitand soll schnellst möglich die Folgen von Krankheit oder Verletzung überwinden, um seine Erwerbsfähigkeit wiederherzustellen. Um einen erfolgreichen Rehabilitationsprozess zu gestalten und den Rehabilitationserfolg zu erreichen, wird der Patient aktiv in das Verfahren eingebunden, z.B. bei der Auswahl der Rehabilitationsform. Leistungsträger und –erbringer stellen sich auf die Belange des Patienten ein und vereinbaren mit diesem gemeinsam klare Rehabilitationsziele. Unerlässlich für eine erfolgreiche Rehabilitation ist hier auch die freiwillige Mitwirkung des Patienten.

Die Einleitung des Rehabilitationsantrags erfolgt bei Arbeitnehmern in der Regel über den Arbeitgeber, wobei dieser ggf. mit dem Beschäftigten den Antrag ausfüllt. Ebenfalls ist der Hausarzt bei der Einleitung medizinischer Rehabilitationsmaßnahmen beteiligt. Auf der Grundlage des Rehabilitationsantrags soll der notwendige Rehabilitationsbedarf möglichst umfassend ermittelt werden können. Der Antrag sollte daher Angaben zum Arbeitsumfeld des Versicherten beinhalten, eine Auflistung der bereits ergriffenen Maßnahmen und der noch erforderlichen Maßnahmen. Die notwendigen beruflichen Rehabilitationsmaßnahmen werden über ein abgestuftes Verfahren beim Sozialversicherungsamt festgestellt:

1. Schritt		Wird der Versicherte nach einer notwendigen medizinischen Behandlung und Erholungsphase seiner bisherigen Tätigkeit wieder nachgehen können?
	wenn ja →	Krankengeldzahlung ausreichend?
Wenn nein:	2. Schritt:	Wird der Versicherte nach einer medizinischen Rehabilitation oder Anpassung seines Arbeitsplatzes seine Erwerbsfähigkeit wieder erreichen?
	wenn ja →	medizinische Rehabilitation und Entgeltersatzleistung (sog. Rehabilitationsgeld) während der Rehabilitation, der Erholungsphase bzw. der notwendigen Anpassungsmaßnahmen.
Wenn nein:	3. Schritt:	Ist eine innerbetriebliche Umsetzung ohne weitergehende Leistungen möglich?
	wenn ja →	Krankgeldzahlung während der notwendigen Maßnahmen.
Wenn nein:	4. Schritt:	Ist eine innerbetriebliche Umsetzung nach Durchführung von Bildungsmaßnahmen und ggf. Arbeitsplatzanpassungen möglich?
	wenn ja →	Krankgeldzahlung während der notwendigen Maßnahmen und Rehabilitation.
Wenn nein:	5. Schritt:	Kann der Versicherte auf einen anderen Arbeitsplatz auf dem Arbeitsmarkt vermittelt werden?
	wenn ja →	keine Krankengeldzahlung
Wenn nein:	6. Schritt:	Kann der Versicherte auf einen anderen Arbeitsplatz auf dem Arbeitsmarkt nach einer Rehabilitation oder Bildungsmaßnahme vermittelt werden?
	wenn ja →	Krankgeldzahlung während der notwendigen Maßnahmen und Rehabilitation
Wenn nein:	7. Schritt:	Ist der Versicherte dauerhaft oder zeitlich begrenzt erwerbsgemindert?
	wenn ja →	Es besteht Anspruch auf eine Rente wegen Erwerbsminderung

Basierend auf dem Rehabilitationsantrag, dem ärztlichen Zeugnis und den Angaben des Antragstellers erstellt das SV-Amt einen Rehabilitationsplan. Das erfolgt in Zusammenarbeit mit dem Arbeitnehmer und dem Arbeitgeber. Hierzu lädt das Sozialversicherungsamt die am Rehabilitationsverfahren Beteiligten zu „Planungssitzungen" ein und ermittelt am Arbeitsplatz des Versicherten, welche Maßnahmen erforderlich sind. Das Ergebnis wird im Rehabilitationsplan dargestellt, der die Maßnahmen enthält, die für eine Wiedereingliederung ins Erwerbsleben erforderlich sind. Der Plan beinhaltet auch die Festlegung der Zuständigkeiten für die Rehabilitation, einen Zeitplan und die Zusammenstellung der Kosten der Rehabilitation.

2.1.4 Berufliche Rehabilitation

Die Verantwortung der Arbeitgeber bei der beruflichen Rehabilitation ist im „Arbeitsumgebungsgesetz" (*Arbetsmiljölagen*) und Arbeitsschutzgesetz (*Lagen om anställningsskydd*) geregelt.

Ist ein Arbeitnehmer aufgrund einer Erkrankung nicht in der Lage, die geschuldete Arbeitsleistung zu erbringen, sind dort Sachverhalte beschrieben, bei denen der Arbeitgeber leistungspflichtig wird. Jedem Arbeitgeber obliegt die Verpflichtung, Programme zur Anpassung des jeweiligen Arbeitsplatzes und anderer Rehabilitationsmaßnahmen entsprechend dem „Arbeitsumgebungsgesetz" zu entwickeln. Diese Verpflichtung besteht unabhängig von Qualität und Umfang des Arbeitsplatzes. Kleineren Firmen ist es gestattet, anstelle der Entwicklung eigener Programme Verträge mit Beraterfirmen einzugehen, die diese Verpflichtung übernehmen.

Versicherten können auch Maßnahmen des Arbeitsmarktinstitutes angeboten werden. Dieses Institut gehört organisatorisch zur Arbeitsmarktverwaltung und arbeitet auch mit den Provinzarbeitsämtern zusammen. Für die Sozialversicherungsämter, private und öffentliche Arbeitgeber hält es eine große Anzahl unterschiedlicher Arbeitserprobungsmaßnahmen vor, die innerhalb des Instituts, aber auch am Arbeitsplatz des Versicherten ausgeführt werden können. Das Institut entwickelt Dienstleistungen zur beruflichen Wiedereingliederung, die ausschließlich selbst tragend sind. Von den Kunden wird nur eine Bearbeitungsgebühr verlangt.

Seit 1991 verfügen die lokalen SV-Ämter über einen Fonds zum Einkauf von beruflichen Rehabilitationsleistungen. Ziel dieser Maßnahme war, die Wartezeit bis zum Beginn einer Leistung zu verringern und den SV-Ämtern eine stärkere Rolle beim Voranbringen des Rehabilitationsprozesses zu geben. Nicht beabsichtigt ist jedoch, Zuständigkeiten Anderer zu übernehmen. Das Recht, Leistungen einzukaufen, ist beschränkt. So dürfen medizinische und soziale Maßnahmen nicht eingekauft werden. Gleiches gilt für Leistungen, die in die Zuständigkeit der Arbeitgeber fallen.

Zum Leistungskatalog im Rahmen der beruflichen Rehabilitation gehört u.a. die Anpassung des gegenwärtigen Arbeitsplatzes wie auch innerbetriebliche Umbesetzungen oder Zuweisung eines anderen Tätigkeitsfeldes. Allgemein bekannt und häufig eingesetzt sind Arbeitserprobung und Arbeitstraining und damit auch in Schweden gängige Leistungsformen.

2.2 Finnland

Rehabilitation in finnischer Sprache heißt „*kuntoustus*". Rehabilitationsleistungen werden in Finnland von unterschiedlichen Leistungsträgern erbracht. Größte Leistungsträger sind die kommunalen Gesundheitsdienste und die Sozialversicherungsanstalt KELA (im folgenden Text = KELA). KELA ist der Träger der nationalen Alters-, Invaliditäts- und Arbeitslosenversicherung sowie der Nationalen Krankenversicherung. Kommunale Gesundheitsdienste und KELA leisten zusammen über 60% der Gesamtausgaben der Rehabilitation. Das finnische Sozialversicherungssystem ist mit einem Anteil von rd. 60 % überwiegend steuerfinanziert. Leistungen aus der Alters- und Invaliditätsversicherung sind Wartezeit abhängig. Krankenversicherungspflicht erfasst alle in Finnland wohnenden Personen ohne Beachtung ihrer Nationalität, in den anderen Zweigen der Sozialversicherung unterliegen alle Erwerbstätigen der Versicherungspflicht.

Leistungen zur Rehabilitation können alle Personen entsprechend der gesetzlichen Vorgaben erhalten. Rehabilitationsleistungen der Kommunen entsprechen nicht dem Verständnis einer ganzheitlichen Rehabilitation, sondern sind hauptsächlich physiotherapeutische Leistungen. Rehabilitationsleistungen, die von der KELA bewilligt werden, kommen dem Rehabilitationsbegriff der deutschen Rentenversicherung näher. Die KELA erbringt Leistungen der Rehabilitation heute auf der Basis des „*Gesetzes über Rehabilitationsdienste, die von der Sozialversicherungsanstalt angeboten werden*".

Dabei verfolgt die KELA unterschiedliche Rehabilitationsansätze:

als Träger der Krankenversicherung erbringt sie Rehabilitationsleistungen als Maßnahme zur Besserung des Gesundheitszustandes im Allgemeinen,

als Träger der Rentenversicherung erfolgen diese zur Vermeidung der Erwerbsminderung unter Beachtung des Grundsatzes „Reha vor Rente".

Abbildung 3: Ziele der Rehabilitation in Finnland

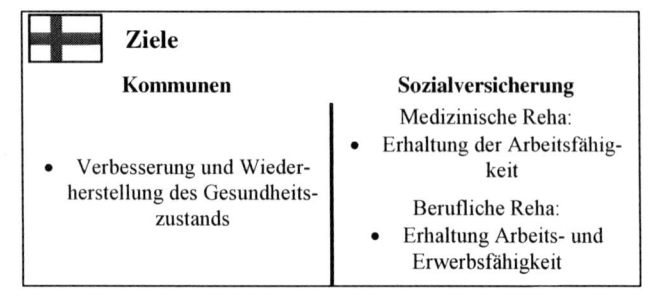

Ziele	
Kommunen	**Sozialversicherung**
• Verbesserung und Wiederherstellung des Gesundheitszustands	Medizinische Reha: • Erhaltung der Arbeitsfähigkeit Berufliche Reha: • Erhaltung Arbeits- und Erwerbsfähigkeit

2.2.1 Finanzierung

Das finnische Sicherungssystem ist hauptsächlich steuerfinanziert (siehe Abbildung 3). Der Steueranteil liegt bei über 60%. Die Steuern werden vom Staat bzw. den Kommunen festgelegt. Aus Beiträgen der SV-Systeme fließen ca. 15% in die Finanzierung ein. Die restlichen 25% werden über andere Quellen, z.B. Selbstbeteiligungen der Versicherten, aufgebracht. Für Rehabilitationsleistungen sind keine Zuzahlungen zu leisten. Arbeitnehmerbeiträge werden nur in vergleichsweise geringem Umfang erhoben (zwischen 1,5 % und 4,7 % des Einkommens je nach Versicherungsart). Für Arbeitgeber bemisst sich der Beitrag nach der Lohnsumme (zwischen 1,6 % und 3,95 %).

Eine besondere Form stellt die Finanzierung von Rehabilitationsleistungen durch die Spielautomatenvereinigung *(Raha-automaattiyhdistys)* dar. Es handelt sich dabei um eine Nichtregierungsorganisation auf Non-Profit-Basis. Sie hat in Finnland das Monopol für Geldspiel-, Spielautomaten und andere Spielaktivitäten sowie Juke-Boxes. Aus den dabei erzielten Einnahmen werden u.a. folgende Leistungen finanziert:

- Gesundheitsdienstleistungen
- Rehabilitation von sensorisch behinderten Menschen
- Kinderschutzprogramme
- Pflege für Alte
- Pflege von Invaliden

Abbildung 4: Beiträge im Finnischen Sozialversicherungssystem

Das System wird in der Hauptsache über Steuern finanziert	
Krankenversicherung	
Sachleistungen:	
Es werden keine Beiträge erhoben, Finanzierung erfolgt ausschließlich über Steuern	
Geldleistungen	
Versicherter	1,5% des steuerpflichtigen Entgelts
Arbeitgeber	Beiträge werden nach Lohnsumme erhoben. Sie variieren je nach Wirtschaftszweig zwischen 1,5% (priv. Unternehmen) und 2,85% (Staat) der Lohnsumme.
Es gibt keine BBG	
Rente	
Volksrente	
Arbeitnehmer	4,7% des Einkommens als Beitrag
Arbeitgeber	Gestaffelte Beiträge nach Wirtschaftszweigen und Beschäftigungsgruppen zw. 2,4 und 4,9% der Lohnsumme
Gemeinden, Kirchen	3,15% der Lohnsumme
Staat als AG	3,95% der Lohnsumme
Rente nach Erwerbstätigkeit	
Arbeitnehmer	4,7%
Arbeitgeber gestaffelt	
Privatwirtschaft (Schnitt)	16,8%
Lokale Behörden	21,4%
Staat	18,8%

Quelle: MISSOC, eigene Bearbeitung

2.2.2 Ziele der Rehabilitation

Alle Personen haben prinzipiell den gleichen Anspruch auf Rehabilitationsleistungen. Eine gesetzliche Definition von Rehabilitation gibt es in Finnland nicht. Eine genaue Abgrenzung zwischen medizinischer Rehabilitation, Akutbehandlung, Krankenhausbehandlung oder auch der ambulanten Krankenbehandlung existiert nicht.

Den Kommunen obliegt die Verantwortung für die sog. Basisdienste, zu denen auch die Sozial- und Gesundheitsdienste zählen. Diese allgemeinen Gesundheitsdienste sind mit ihren lokalen Gesundheitszentren und Krankenhäusern für die medizinische Rehabilitation zuständig. Die Kommunen haben eine Doppelfunktion als Leistungsträger und –erbringer, da sie für die medizinische Versorgung der Bevölkerung verantwortlich zeichnen und auch größter Träger von Krankenhäusern sind. Die medizinische Rehabilitation durch die Gesundheitsdienste entspricht nicht dem hohen Leistungsstandard der Rehabilitation nach deutschem Verständnis. Hier stehen physiotherapeutische Inhalte im Vordergrund.

Anders verhält es sich mit der medizinischen Rehabilitation der KELA. Sie ist zuständig in Fällen einer schweren Behinderung. Das ist dann gegeben, wenn eine extensive oder komplizierte ambulante oder stationäre Behandlung erforderlich wird, die über die kurative Behandlung hinausgeht. Es sollen notwendige Fortschritte erreicht werden, die eine Aufrechterhaltung oder Verbesserung der Arbeitsfähigkeit und funktionalen Fähigkeiten des Rehabilitanden darstellen. Diese Aufgabe ist der deutschen Rehabilitation eher vergleichbar.

Die Rehabilitationsziele können demnach wie folgt zusammengefasst werden:

Rehabilitationsziel der Kommunen

Die Verbesserung und Wiederherstellung der physischen, psychischen und sozialen Fähigkeiten wie auch Unterstützung und Verbesserung der Möglichkeiten, den Anforderungen des täglichen Lebens gerecht zu werden bzw. diese selbständig zu erledigen.

Rehabilitationsziel der Sozialversicherung

- Zur Aufrechterhaltung der Arbeits- und Funktionsfähigkeit erhalten Schwerbehinderten Menschen eine medizinische Rehabilitation.

- Mit einer beruflichen Rehabilitation soll die Arbeitsfähigkeit und Erwerbsmöglichkeit des Rehabilitanden gebessert oder aufrechterhalten werden.

- Der Rehabilitand soll in das Erwerbsleben wiedereingegliedert bzw. der Arbeitsplatz erhalten werden.

Vor einer Rentenzahlung ist die Möglichkeit einer Rehabilitation zu prüfen.

Zur Erreichung des Rehabilitationsziels ist die Aufstellung eines Rehabilitationsplanes vorgeschrieben. Er ist in Zusammenarbeit mit dem Patienten und, wenn nötig, auch mit den Angehörigen aufzustellen. Er beinhaltet alle notwendigen Maßnahmen und die Leistungen der verschiedenen Leistungsträger (z.B. Sozialverwaltung, Ausbildungsverwaltung, Arbeitsverwaltung, Sozialversicherung oder anderer einzubeziehender Institutionen). Die Leistungsträger haben den Plan miteinander abzustimmen und zu koordinieren. Seine Umsetzung ist in regelmäßigen Intervallen zu überprüfen. Anpassungen oder Änderungen sind ggf. vorzunehmen. Dazu ist regelmäßiger Kontakt mit dem Patienten vorgeschrieben. Im Fall einer schweren Behinderung kann sich die Rehabilitation über einen Zeitraum von mehr als drei Jahren erstrecken. In diesem Plan wird auch die Höhe der finanziellen Leistungen für den Rehabilitanden festgesetzt. Sie sind von der KELA zu genehmigen.

2.2.3 Medizinische Rehabilitation

In den Gemeinden sind die Gesundheitszentren für die Durchführung von Rehabilitationsleistungen zuständig, die wie schon festgestellt, nicht mit den deutschen Leistungen zur Rehabilitation vergleichbar sind. Die in den Gesundheitszentren angebotene medizinische Rehabilitation wird hauptsächlich durch Physiotherapeuten auf Anweisung des Arztes des Zentrums geleistet. Einzelfallbehandlungen sind ebenso möglich wie Gruppentherapien zur Behandlung bestimmter Krankheiten. Die physiotherapeutischen Abteilungen der Gesundheitszentren sind in der Regel auch für die Anpassung von Hilfsmitteln und Prothesen zuständig.

Viele Gesundheitszentren beschäftigen Sozialarbeiter, die die Patienten u.a. bei der Beantragung von Leistungen der Sozialversicherung beraten und unterstützen.

Die etwa 270 Gesundheitszentren sind ein wesentlicher Bestandteil der medizinischen Versorgung der Bevölkerung. Unter einem Gesundheitszentrum versteht man eine funktionale Einheit oder Organisation, die primäre kurative, präventive und public health Dienste für ihre Bevölkerung anbietet. Sie werden von einer oder mehreren Kommunen zusammen ohne Gewinnerzielungsabsicht betrieben.

Im öffentlichen Sektor bieten 223 (der 270) Gesundheitszentren und 49 spezialisierte kommunale Krankenhäuser Rehabilitationsleistungen ambulant und stationär an.

Im privaten Sektor verfügt Finnland über 18 Rehabilitationskrankenhäuser mit 540 Betten. Hinzu kommen 45 große Rehabilitationseinrichtungen für ambulante Rehabilitation. Weiterhin wird ambulante Rehabilitation in Form von physiotherapeutischen Leistungen von 1.400 kleinen Einrichtungen /Praxen durchgeführt.

Als Besonderheit fällt in Finnland die Pflicht zur Prüfung von Rehabilitationsleistungen auf, wenn eine Person länger als 60 Tage im Krankengeldbezug ist. Und trotz des vorhandenen Rehabilitationsplanes wird in der medizinischen Rehabilitation in Finnland –so die Aussage der KELA– eine Konzentration auf die medizinischen Aspekte gelegt. Berufliche Aspekte sollen eher vernachlässigt werden bzw. finden nicht statt.

2.2.4 Berufliche Rehabilitation

Mit der beruflichen Rehabilitation sollen die Arbeitsfähigkeit und die Erwerbsmöglichkeiten des Rehabilitanden gebessert oder aufrechterhalten werden. Träger der beruflichen Rehabilitation sind u.a. die Arbeitsverwaltung, die KELA, die Unfallversicherung, sowie die Berufsbildungseinrichtungen. Über die prozentuale Verteilung liegen leider keine Daten vor.

Die Gemeinden stellen Berufsförderung für Personen bereit, die wegen Behinderung, Krankheit oder Funktionsbeeinträchtigung auf dem allgemeinen Arbeitsmarkt nicht beschäftigt werden können. Diese Berufsförderung wird für rund 3 000 Personen durchgeführt. Für Ausbildung und Beschäftigungstraining gibt es rund 130 zentrale Behindertenwerkstätten der Gemeinden, Gemeindeverbände oder privater Träger.

Eine Leistung zur beruflichen Rehabilitation ist für Versicherte möglich, deren Erwerbs- und Verdienstmöglichkeiten aufgrund einer Erkrankung, Beeinträchtigung oder Verletzung stark vermindert sind. Leistungsinhalte können sein:

- Berufsberatung,

- Beratung der Arbeitsverwaltung und zielgerichtete Suche eines Arbeitsplatzes,

- Ausbildung oder Arbeitstraining und Schulungserprobung, (hauptsächlich finden diese Leistungen in einem „Berufsförderungswerk" (im Original „*work activity centre*") statt, in besonderen Fällen Einzeltraining),

- finanzielle oder technische Hilfen, die zur Erhaltung oder Verbesserung der Erwerbsfähigkeit oder Verdienstmöglichkeiten erforderlich sind,

- Zuschüsse in Form von finanziellen Hilfen oder zinslosen Darlehen für Unternehmungen oder Geschäfte der Personen zur Anschaffung von Werkzeugen oder Maschinen

    oder

- zum Aufbau eines Geschäfts/Unternehmens oder Übernahme eines bestehenden Geschäfts/Unternehmens,
- (Grund-)Vorbereitungsmaßnahmen / Ausbildungen, die vor Antritt der beruflichen Rehabilitation notwendig sind.

Ist die Entscheidung über eine berufliche Rehabilitation auf der Grundlage von Gutachten oder Interviews mit dem Versicherten nicht möglich, wird eine berufsfördernde Einrichtung beauftragt, die für die Entscheidung wesentlichen Erkenntnisse zusammenzustellen. Dazu gehört u.a. auch der Rehabilitationsplan. Diese Maßnahme dauert 1-3 Tage.

Berufliche Rehabilitation in Form von Ausbildung wird für Personen eingesetzt, die über keine Ausbildung verfügen und deren Krankheit, Verletzung oder Behinderung die Ausübung der bisherigen Tätigkeit wesentlich einschränkt oder behindert. Zweitausbildung erhalten Personen, bei denen diese für den Beginn einer Folgemaßnahme Voraussetzung ist. Auch in Fällen der wesentlichen Verbesserung einer Behinderung oder Erhöhung der Vermittlungschancen wird eine Zweitausbildung finanziert. Anpassungstrainings oder Fortbildung wird für Personen durchgeführt, die ihren gewählten Beruf nicht mehr ausüben können. Gleiches gilt für Personen, die erhebliche Behinderungen haben und deshalb schwer eine Anstellung finden.

Mindestziel der beruflichen Rehabilitation ist, den Leistungsberechtigten Kenntnisse zu vermitteln, die sie in die Lage versetzen, wenigstens auf einem geschützten Arbeitsplatz tätig zu sein. Mit der Arbeit soll der Lebensunterhalt gesichert oder im Fall von schwerstbehinderten Personen neben einer Rente ein zusätzliches Einkommen erzielt werden. Die Maßnahmen werden in Instituten, die der Regierungsaufsicht unterliegen, oder in anderen beruflichen Einrichtungen, z.B. auch Universitäten, durchgeführt. Private Schulen/Institute sind in diesem Bereich selten.

Berufliche Rehabilitation in Form von finanzieller Hilfe wird als Subvention oder Darlehen erbracht, um eine berufliche Existenz aufzubauen bzw. ein vorhandenes Unternehmen zu übernehmen. Ziel dieser Art der Rehabilitation ist es, die Arbeitskraft des Rehabilitanden so zu stärken, dass mit der Tätigkeit ein ausreichendes Einkommen erwirtschaftet wird oder ein wesentlicher Teil des Einkommens mit der unterstützten Tätigkeit erzielt wird. Es besteht auch die Möglichkeit, Hilfen in Form von Arbeitsplatzausstattungen oder Arbeitsmitteln zu gewähren. Art und Umfang der notwendigen Ausstattung wird, wie in Deutschland, an die Gegebenheiten des Einzelfalles angepasst. In die Prüfung werden die Leistungsfähigkeit des Versicherten selbst sowie das Leistungsrecht der öffentlich-rechtlichen Träger einbezogen. Darlehen werden zinslos bewilligt und sind grundsätzlich binnen fünf Jahren zurückzuzahlen.

3 Vergleich der Systeme Schweden, Finnland und Deutschland

3.1 Finanzierung der Systeme

Beim Versuch eines Vergleiches fallen zunächst die unterschiedlichen Finanzierungssysteme auf. Schweden und Finnland sind hauptsächlich steuerfinanziert, das deutsche System hauptsächlich beitragsfinanziert. Ergänzt wird die Finanzierung noch um die Tatsache, dass die Einnahmen beider nordischen Staaten auf der Seite der Beitragszahler im Unterschied zu Deutschland anders organisiert sind. Durch eine sog. Einwohnerversicherung, alle im jeweiligen Land wohnenden Personen zahlen Beiträge in das System, sind alle Personen ausnahmslos an der Finanzierung beteiligt. Ebenso wie Deutschland sind Selbstbeteiligungen der Patienten als zusätzliche Finanzierungsquelle vorhanden.

3.2 Medizinische Rehabilitation als Teil des Krankenversicherungssystems

Stellt man sich der Aufgabe, Rehabilitationssysteme miteinander zu vergleichen, hat man bei den europäischen Systemen fast ausschließlich das Krankenversicherungssystem zu analysieren, um Informationen zur medizinischen Rehabilitation zu erhalten. Erforderlich wird dies, da diese Leistungsform stets als ein Teil des Krankenversicherungssystems verankert ist. Aufgabe und Zuständigkeiten sind in der Krankenversicherung enthalten. Die europäische Ausnahme bildet das deutsche System. Mit seinem gegliederten System und den verschiedenen Zuständigkeiten für Leistungen zur medizinischen Rehabilitation ist Deutschland einzigartig.

Das ist damit auch im Vergleich zu den nordischen Ländern Schweden und Finnland nicht anders. In beiden Ländern ist die medizinische Rehabilitation Teil der staatlichen Gesundheitsdienste. In Finnland kommt ergänzend noch der Auftrag der Sozialversicherung (KELA) hinzu, den Grundsatz „Rehabilitation vor Rente" zu prüfen, insoweit haben wir eine Parallelität zu Deutschland. Auch in seinem Auftrag, nämlich der Vermeidung der Renten wegen Erwerbsminderung durch Rehabilitation, ist eine Vergleichbarkeit gegeben. Der deutsche Ansatz der gesetzlichen Rentenversicherung im Rahmen der medizinischen Rehabilitation geht aber noch weiter. Die von der Rentenversicherung in Deutschland durchgeführte Rehabilitation verfolgt einen ganzheitlichen Ansatz, den man weder in Schweden noch in Finnland findet. Beide Länder weisen keine ausreichende Verknüpfung zur beruflichen Rehabilitation aus. Diese Leistungen werden eigenständig durchgeführt.

Darüber hinaus findet man auch inhaltliche Unterschiede bei Betrachtung der medizinischen Rehabilitation: Die nordischen Länder betrachten die reine Physiotherapie bereits als Rehabilitation. Die von deutschen Trägern beschriebenen Inhalte einer medizinischen Rehabilitation gehen darüber weit hinaus. Selbst die medizinische Rehabilitation der deutschen Krankenversicherung, mit dem Ansatz der Genesung der Patienten, erwartet ein breiteres Leistungsangebot. Die erwerbsspezifischen Bestandteile der Rehabilitation der Rentenversicherung sind in Schweden und Finnland nicht bekannt.

3.3 Berufliche Rehabilitation

Als Besonderheit weist das schwedische System die starke Position des Arbeitgebers im Bereich der beruflichen Rehabilitation auf. Er ist auch Leistungsträger der Rehabilitation. Der Gesetzgeber verpflichtete den Arbeitgeber im Kontakt mit dem Arbeitnehmer, die mögliche Rückkehr an den Arbeitsplatz zu gestalten. Der Arbeitgeber ist in diesem Verfahren aktiv eingebunden.

Diesem Gedanken folgte auch der deutsche Gesetzgeber. Mit der Einführung des „Betrieblichen Eingliederungsmanagements" (vgl. § 84 Abs. 2 SGB IX) ist jetzt auch dem deutschen Arbeitgeber eine stärkere Rolle bei der Eingliederung erkrankter Mitarbeiter in die Unternehmen zugefallen.

Die deutsche berufliche Rehabilitation, seit In-Kraft-Treten des SGB IX „Leistung zur Teilhabe am Arbeitsleben" genannt, hat bei Betrachtung der beschriebenen Länder einen größeren Stellenwert. Dieser ergibt sich schon aus der Tatsache der Verteilung der Leistungen in die Zuständigkeiten der Arbeitsagenturen und der gesetzlichen Rentenversicherung. In vielen Fällen beginnt die berufliche Rehabilitation bereits während der medizinischen Rehabilitation. Diese Schnittstelle ist in Schweden nicht bekannt, in Finnland nach eigenem Bekunden verbesserungsfähig.

4 Ausblick

Entgegen allen öffentlichen kritischen Diskussionen müssen wir uns in Deutschland vor Europa nicht fürchten, sondern wir müssen Europa als Chance begreifen. Die deutsche Rehabilitation hat einen hohen Qualitätsmaßstab, der durch die tägliche Praxis bewirkt und anhand von Forschungsergebnissen repräsentiert wird. Strukturen und Prozesse der Leistungen, medizinischer wie auch beruflicher Rehabilitation, sind führend in Europa. Die Ergebnisse der Rehabilitation bestätigen dies, so dass die Reha in Deutschland als erfolgreiche bezeichnet werden darf. Nachfragen der Beitrittsländer im Rahmen der Erweiterung der Union im Jahr 2004 bei deutschen Rehabilitationsakteuren unterstreichen den Stellenwert der deutschen Rehabilitation in Europa.

Auch wird die Weiterentwicklung des Systems vorangetrieben. Mit dem SGB IX ist die Teilhabe statt der Fürsorge in den Alltag eingetreten, d.h. mehr Selbstbestimmung für die behinderten Menschen. Gleichzeitig wurden Entscheidungsprozesse gestrafft und Rechte der Nachfrager von Leistungen gestärkt.

Literatur

Rehabilitation in Frankreich, M. Lewerenz & T. Köhler, DAngVers. 2000, S. 244

Rehabilitation in Österreich, M. Lewerenz & T. Köhler, DAngVers.2000, S. 343

Rehabilitation in Spanien, M. Lewerenz & T. Köhler, DAngVers.2001, S. 83

Rehabilitation in den NL, M. Lewerenz & T. Köhler, DAngVers.2001, S. 379

Rehabilitation in Belgien, M. Lewerenz, DAngVers.2002, S. 298

Rehabilitation in Schweiz, M. Lewerenz, DAngVers.2002, S. 423

Rehabilitation in Finnland, M. Lewerenz, DAngVers.2003, S. 439

Rehabilitation in Schweden, M. Lewerenz, DAngVers.2003, S. 542

Rehabilitation in Tschechien, M. Lewerenz, DAngVers.2004, S. 517

Rehabilitation in Polen, M. Lewerenz, RVaktuell 2006, S. 104

Försäkeringsvasen, (Statistisches Jahrbuch Schweden), Finansinspektionen, www.scb.se

MISSOC, Informationssystem zur sozialen Sicherheit in den Mitgliedstaaten der EU und des EWR,
www.europa.eu.int/comm/employment_social/missoc.htm

European Observatory on Health Care Systems, Health Care Systems in Transition, Sweden und Finland
La politique suédoise d'intégration des personnes handicapées en question, Mohamed Chaib in Handicaps et Inadaptions, Les cahiers du CTNERHI,
Social and health policy-oriented research and development activities in Finland, Ministry of Social Affaires and Health, Helsinki, 2002

KELA, The social insurance institution of Finland, Social Insurance, Helsinki 2000

KELA, The social insurance institution of Finland, A Guide to Benefits, Helsinki 1997

KELA, The social insurance institution of Finland, Overview of Benefit Programmes, Statistical Yearbook 1998, Helsinki 1998

Wiedereingliederung chronisch kranker Patienten in den Niederlanden
Entwicklungen und Erfahrungen

Rienk Prins

1 Einleitung: einige Zahlen

Krankenstand und Erwerbsunfähigkeit hatten in den vergangenen Jahren in den Niederlanden eine hohe Priorität. Die Zahlen zum Thema Krankenstand zeigten, dass diese in den Niederlanden seit den 90er Jahren viel höher lagen als in Nachbarländern. Auch die Erwerbsunfähigkeit, die Zahl der Invaliditätsrenten je 1 000 Versicherter, lag schon seit 1980 in den Niederlanden zweimal so hoch, verglichen mit Deutschland oder Belgien. Diese Faktoren führten dazu, dass die Regierung in den vergangenen zehn Jahren verschiedene Maßnahmen unternommen hat, um den Krankenstand sowie die Zahl der Invaliditätsrenten zu verringern. Wenn man die Zahlen genauer betrachtet, kann man im internationalen Vergleich feststellen, dass die überhöhten Zahlen sich in allen Diagnosen manifestierten. Tabelle 1 gibt eine Übersicht über einige Kennzahlen, in der die Niederlande mit Deutschland verglichen werden.

Tabelle 1: Niederlande und Deutschland im Vergleich

Indikatoren	NL	D
Krankenstand	4.8% (2003)	3.5% (2004)
Invaliditätsrente (je 1.000 Versicherte)	116	60
Sozialausgaben • Gesundheit • Invalidität • Arbeitslosigkeit	31.1% 11.2% 5.3%	28.3% 7.7.% 8.5%
Arbeitslosenquote 2004	4.6%	9.5%

Anhand der Tabelle ist festzustellen, dass im Bereich des Krankenstands und der Invalidität die Zahlen in den Niederlanden, verglichen mit Deutschland, höher sind und dass auch die Sozialausgaben etwas höher liegen, insbesondere hinsichtlich Gesundheit und Invalidität. Andererseits zeigt sich auch, dass Deutschland größere Probleme mit der Arbeitslosigkeit hat, als das in den Niederlanden der Fall ist.

2 Reformen

Manchmal wird in Deutschland über das gegliederte System in der Sozialversicherung geklagt, aber in einem Nachbarland gibt es noch mehr Akteure, die im Bereich des Arbeitsschutzes, der Prävention, Begutachtung, Rehabilitation und Wiedereingliederung in die Arbeit eine Rolle spielen und hier Verantwortung übernehmen. Tabelle 2 zeigt, wie viele Akteure in den Niederlanden im Bereich Arbeit und Gesundheit beteiligt sind.

Tabelle 2: **Akteure und Verantwortlichkeiten der gesundheitlichen und betrieblichen Versorgung**

Akteure und Verantwortlichkeiten in den Niederlanden	
Arbeitgeber	***
Arbeitnehmer	***
Betriebsmedizinischer Dienst	**
Private Reintegrationsdienste	**
Med. Reha-Klinik / -Institut	*
Sozialversicherungsträger	*
Behandelnder Arzt	*
(Privat) Versicherungsgesellschaft	*

Selbstverständlich haben Arbeitgeber und Arbeitnehmer eine große Verantwortung und verschiedene Rechte und Verpflichtungen, aber in den Niederlanden spielen zusätzlich auch betriebsmedizinische Dienste, private Reha- und Integrationsdienste eine Rolle. Verglichen mit Deutschland ist der Einsatz der Sozialversicherungsträger oder des behandelnden Arztes recht gering. Es zeigt sich hier, dass in unserem Land die Verantwortung in den letzten zehn Jahren mehr und mehr verschoben wurde von der Sozialversicherung in Richtung Arbeitgeber und Arbeitnehmer. In diesen Reformen gelten drei Prinzipien:

1. weniger Staat, weniger Selbstverwaltung, mehr Markt.

2. sowohl im Krankenstand wie in der Erwerbsunfähigkeit sollte die Aufmerksamkeit nicht primär auf Arbeitsunfähigkeit liegen, sondern die restliche Fähigkeit sollte das wichtigste Thema in der Begutachtung und im sozialen Denken über Erwerbsunfähigkeit sein.

3. Entmedikalisierung: Wiedereingliederung sollte nicht erst besprochen werden nach der Behandlung, vielmehr sollte Behandlung und Wiedereingliederung wo möglich kombiniert werden.

Diese Prinzipien führten dazu, dass in den Niederlanden verschiedene sozialpolitische Reformen durchgeführt wurden. Dies hatte Konsequenzen für verschiedene Akteure. Für den Arbeitgeber änderte sich Folgendes:

- Er bekam mehr finanzielle Verantwortung, d.h. er sollte selbst mehr Kosten tragen, die mit Krankenstand und Erwerbsunfähigkeit zu tun hatten. Im Moment gilt 2 Jahre Lohnfortzahlungspflicht.

- Der Arbeitgeber ist verpflichtet, betriebsärztliche Versorgung zu arrangieren. Jeder niederländische Arbeitnehmer hat das Recht auf ein Minimum an betriebsmedizinischer Versorgung.

- Der Arbeitgeber wurde verpflichtet, sich stärker um die Wiedereingliederung kranker Arbeitnehmer zu bemühen.

Auch für den Arbeitnehmer gab es Änderungen in den letzten zehn Jahren:

- Er bekam mehr finanzielle Verantwortung, was sich teilweise in höheren Beiträgen für die Sozialversicherung manifestierte. In einigen Branchen wurde die Lohnfortzahlung im Krankheitsfall von 100% bis auf 80% abgebaut.

- Der Arbeitnehmer wurde vermehrt dazu verpflichtet, sich um Reha und Wiederaufnahme der Arbeit zu bemühen.

- Es wurden strengere Kriterien für die Begutachtung der Invaliditätsrenten eingeführt, was dazu führte, dass die Chance, eine Invaliditätsrente zu bekommen, verringert wurde und der Arbeitnehmer mit gesundheitlich bedingter Leistungsminderung andere Einkommensquellen suchen musste.

Ein dritter Bereich von Reformen betrifft den Arbeitsschutz und die betriebsmedizinische Versorgung. Jeder Arbeitnehmer hat einen Rechtsanspruch auf betriebsmedizinische Versorgung. Diese wird von privaten betriebsmedizinischen Diensten, die über örtliche Dienstleistungsstellen verfügen, geleistet. Sie bestehen in der Regel aus einem Betriebsarzt, einem Ergonomen, einem Sicherheitsexperten sowie einem Arbeitspsychologen. Auch wurde gesetzlich vorgeschrieben, dass diese betriebsmedizinischen Dienste den Arbeitnehmer und Arbeitgeber bei Maßnahmen der beruflichen Wiedereingliederung unterstützen sollten. Selbstverständlich haben sie darüber hinaus auch ihre traditionellen Aufgaben im Bereich des Arbeitsschutzes und der Gesundheitsförderung.

Ein vierter Bereich, in dem sich etwas geändert hat, betrifft Rehabilitation und berufliche Wiedereingliederung. Auch in diesem Bereich hatten die letzten Regierungen großes Vertrauen in private Unternehmen. Es wurden private Reintegrationsdienste aufgebaut, die die folgenden Leistungen erbringen:

- Begutachtung des Langzeitkranken, um festzustellen, ob er in die bisherige Arbeit beim gleichen Arbeitgeber zurückkehren könnte oder ob man einen anderen Beruf bei einem anderem Arbeitgeber suchen sollte.
- Individuelle Beratung, Coaching, Training (z.B. Rückenschule), Stressbewältigung.
- Eine weitere Leistung dieser Reintegrationsdienste ist die Arbeitsvermittlung eines Arbeitnehmers zu einem neuen Arbeitgeber.

All diese Leistungen werden von den privaten Unternehmen geleistet und werden vollständig vom Arbeitgeber bezahlt.

3   Wiedereingliederung

Wenn man sich auf die Maßnahmen konzentriert, die bezüglich Krankenstand und Erwerbsunfähigkeit unternommen wurden, kann man Folgendes feststellen:

1. mehr finanzielle Anreize für Arbeitgeber und Arbeitnehmer.
2. Verpflichtung zur Zusammenarbeit zwischen Arbeitgeber und Arbeitnehmer bezüglich der Wiedereingliederung in die Arbeit.
3. Unterstützung dieser Anstrengungen durch den Betriebsarzt.
4. Überprüfung der Anstrengungen von Arbeitgeber und Arbeitnehmer zur Wiedereingliederung durch die Sozialversicherungsträger.

Das letzte führt dazu, dass in den Niederlanden die Invaliditätsversicherung eine ganz besondere Position hat: sie hat die Aufgabe, die Fälle zu identifizieren, bei denen Arbeitgeber und Arbeitnehmer nicht genügend für die berufliche Wiedereingliederung getan haben, und daraus die Konsequenzen zu ziehen. Dies führt in der Praxis dazu, dass ein Invaliditätsrentenantrag nicht bearbeitet wird, wenn der Renteversicherungsträger feststellt, dass beide Parteien, Arbeitgeber und Arbeitnehmer, zu wenig unternommen haben, um die Wiederaufnahme der Arbeit möglich zu machen.

Dieses Verfahren und dieser Ansatz, bei welchem die Rolle des Arbeitgebers und Arbeitnehmers zugenommen und die Rolle der medizinischen Fachkräfte abgenommen haben, lassen sich am Beispiel der psychischen Erkrankungen verdeutlichen, genauer gesagt die Schritte, die unternommen werden sollen, wenn ein Arbeitnehmer sich aufgrund einer psychischen Erkrankung arbeitsunfähig gemeldet hat.

Im Jahr 2000 gab es eine Staatskommission "psychische Arbeitsunfähigkeit", worin Mediziner, Sozialpartner, Patientenvereine, Staat und andere Akteure vertreten waren. Diese Staatskommission sollte sich mit der Frage beschäftigen, was getan werden könnte bezüglich wachsender Zahlen der wegen psychischer Beschwerden Erkrankten. Eines der Ergebnisse dieser Kommission war ein Leitfaden für Prävention, Behandlung und Wiederaufnahme der Arbeit. Dieses war der erste Versuch, die Richtlinien für behandelnden Arzt, Betriebsarzt und begutachtenden Arzt zusammenzufügen. Selbstverständlich gab es viele Missverständnisse und Widerstände. Die Einführung des neuen Leitfadens benötigte eine große Informationskampagne und viel Überzeugungsarbeit. Im Moment läuft diese Kampagne etwa zwei Jahre und erste positive Ergebnisse werden sichtbar. Es haben sich aber auch neue Schwierigkeiten manifestiert.

Was beinhaltet dieser Leitfaden? Erstens hat dieser Leitfaden einige Grundsätze, die klar formuliert werden. Diese haben zum Zweck, Arbeitgeber, Arbeitnehmer und Arzt zu überzeugen, dass einige Prinzipien gelten, die im Moment wichtiger sind als die der Vergangenheit. Einige Grundsätze des Leitfadens:

1. Etwas Ruhe ist okay, aber in Ruhe lassen bringt nichts.//
2. Arbeit ist oft die beste Medizin.
3. Behandlung oder teilweise Aufnahme der Arbeit ist nicht genug.
4. Eine erfolgreiche Lösung erfordert Offenheit.

5. Psychisch bedingte Arbeitsunfähigkeit wurzelt sowohl in der Person wie in der Arbeit.

Diese Grundsätze waren die Basis für einen Stufenplan (Tabelle 3).

Tabelle 3: Stufenplan beruflicher Wiedereingliederung bei Erkrankung wegen psychischer Beschwerden

Stufenplan
6. Woche: Betriebsarzt erstellt Problemanalyse und berät über Möglichkeiten der Wiederaufnahme der Arbeit
8. Woche: Arbeitgeber und Arbeitnehmer erstellen einen Rückkehrplan
13. Woche: Arbeitgeber: Voranmeldung bei Invaliditätsversicherung
Alle 6 Wochen: Arbeitgeber und Arbeitnehmer besprechen Fortschritt
20. Monat: Arbeitgeber erstellt Wiedereingliederungsbericht
21. Monat: Arbeitgeber und Arbeitnehmer stellen Antrag auf Invaliditätsrente
25. Monat: (Wenn genehmigt) Beginn der Invaliditätsrente

Man kann darin eine Systemorientierung feststellen: Es geht primär nicht um die inhaltlichen Faktoren und Aufgaben, sondern es werden alle Schritte der Entwicklung des Arbeitsunfähigkeits-Falles beschrieben, er ist also zeit- und prozessmäßig orientiert. Anhand dieses Stufenplanes kann man feststellen, dass nach definierten Wochen oder Monaten sowohl Arbeitgeber und Arbeitnehmer etwas tun sollen. Diese Aufgaben sind verbindlich und der Betriebsarzt ist verpflichtet, sie dabei zu unterstützen. Wie schon weiter oben festgestellt, werden diese Leitfäden erst seit zwei Jahren wirklich durchgeführt und es gibt noch vieles zu verbessern. Erstens hat man festgestellt, dass in gewissen Branchen, z.B. bei Klein- und Mittelbetrieben, manchmal Anpassungen nötig sind, weil hier Arbeitgeber und Arbeitnehmer oft direkter kommunizieren, als es in Großbetrieben der Fall ist. Man hat zweitens festgestellt, dass auch bezüglich anderer Risikogruppen, bei welchen keine psychisch bedingte Arbeitsunfähigkeit vorliegt, solche stufenweisen Ansätze, die Arbeitgeber und Arbeitnehmer verbindlich verpflichten, vonnöten sind.

4 Entwicklungen

Verglichen mit den Erfahrungen in anderen Ländern, gibt es einige interessante Entwicklungen, die im Folgenden skizziert werden sollen.

Im Bereich Forschung und Instrumentenentwicklung kann man im Vergleich mit anderen Ländern feststellen, dass in den Niederlanden weniger Zeit und Aufwand investiert wird, psychische Belastungen und psychische Folgen zu erfassen bzw. zu messen. Das heißt, statt sich Gedanken über mögliche Assessment- oder Analyseverfahren zu machen, kümmert man sich früher und intensiver um frühzeitige, gegebenenfalls multidisziplinäre Interventionen.

Bei der Evaluation der Maßnahmen („wie geht es und was bringt es?") konzentriert man sich verstärkt auf die Zusammenarbeit zwischen Ärzten und Therapeuten.

Eine neue Entwicklung ist im Bereich der Zieldefinition zu sehen. In einigen Branchen werden verschiedene Aufgaben im Sinn einer Zielvereinbarung zwischen Sozialpartnern formuliert. Arbeitgeber, Gewerkschaften und Sozialministerium haben für gewisse Branchen konkrete Zielvorgaben festgelegt, z.B. Verringerung des Risikos einer schweren Erkrankung durch Überarbeitung mit etwa 20 % innerhalb von zwei Jahren. Oder: Verringerung des Krankenstands wegen Rückenbeschwerden um etwa 30 % in vier Jahren. Diese Zielvereinbarungen führen dazu, dass auch in den Betrieben Präventionsmaßnahmen unternommen werden, die teilweise von den Sozialpartnern und teilweise vom Sozialministerium finanziert werden. Im Gegenzug sind die Arbeitgeber dazu verpflichtet, regelmäßig Bericht darüber zu erstatten, wie sich die Arbeitssituation im Betrieb entwickelt und ob tatsächlich eine Verringerung des Krankenstands und der Erwerbsunfähigkeit wegen definierter Beschwerden stattgefunden hat.

Eine weitere Entwicklung betrifft neuartige gesundheitliche Probleme, etwa Mobbing, Gewalt und sexuelle Belästigung. Für diese Belastungen müssen ebenfalls Strategien gefunden werden. Hier versuchen die Regierung sowie die Sozialpartner zurzeit den Maßnahmekatalog zu ergänzen und zu verbessern. In diesem Bereich ist noch viel Forschung nötig.

Eine vierte Entwicklung hat schließlich mit Leitlinien zu tun. So wie in vielen anderen Ländern hatten bis vor kurzem auch in den Niederlanden sowohl Hausarzt als auch medizinischer Spezialist oder der Betriebsarzt für bestimmte Diagnosen oder Krankheitsbilder ihre eigenen Richtlinien bezüglich Diagnose, Begutachtung, Begleitung, Behandlung, Reha. Seit einigen Jahren versucht man, die Richtlinien dieser verschiedenen Ärzte zu kombinieren. Es werden Richtlinien entwickelt, z. B. für leichte Rückenbeschwerden, wobei die verschiedenen Aufgaben des Spezialisten sowie des Hausarztes, des Betriebsarztes und des begutachtenden Arztes integriert wurden. Dies soll dazu führen, dass die Patientenempfehlungen der Ärzte im Bereich der Gesundheitsversorgung den Empfehlungen, die der Betriebsarzt der Person geben würde, nicht entgegenstehen. Umgekehrt wird der behandelnde Arzt vom Betriebsarzt mehr über Möglichkeiten der beruflichen Integration, wie stufenweise Wiedereingliederung, informiert.

5 Zusammenfassung

Zum Schluss kann man feststellen, dass sich in den Niederlanden einiges bewegt. Anlässlich der hohen Krankenstands- und der Erwerbsunfähigkeitszahlen wurde in den vergangenen Jahren vieles unternommen. Erstens wurden mehr Aufgaben dem Arbeitgeber und dem Arbeitnehmer übertragen, Arbeitsschutz und medizinische Versorgung wurden ausgeweitet. Man kann parallel feststellen, dass die Rolle des behandelnden Arztes etwas in den Hintergrund getreten ist. Das Letzte ist in den Niederlanden auch ziemlich leicht, da es bei uns keine Begutachtung der Arbeitsunfähigkeit durch den Hausarzt gibt. Wenn jemand sich krank meldet, braucht er keine Arbeitsunfähigkeitsbescheinigung, sondern nach der Krankmeldung wird der Patient bzw. der Arbeitnehmer zur betriebsärztlichen Untersuchung einbestellt. Diese Aufforderung erfolgt, wenn es absehbar ist, dass die Krankheit länger andauert. Auf dieser Basis ist es in den Niederlanden leichter möglich, Neues auszuprobieren, als in anderen Ländern.

Literatur

Beljaars, P. & R. Prins, *Disability programme reforms and labour market participation in the Netherlands (1990 – 2000); principles, measures and outcomes in a decade of combating high disability rates.* Paper for The Year 2000 International Research Conference on Social Security 'Social Security in the global Village', Helsinki, 25 – 27 September 2000.

Prins, R., *Arbeitsunfähigkeit und Wiedereingliederung aus internationaler Sicht.* In: T. Tomandl (Hrsg.) Die Verweisung im Sozialrecht. Institut für

Arbeits- und Sozialrecht der Universität Wien, Wilhelm Braumüller Universitäts-Verlagsbuchhandlung G.m.b.H., Wien (2003).

Prins, R., *Sickness and Disability in the Netherlands: What is the problem, what are the solutions?* Tenth International Research Seminar of FISS, 'Social security and Participation in Social and Economic Life', Sigtuna, 14-16 June, 2003.

Prins, R & W. Heijdel, *Invalidenrenten infolge psychischer Beeinträchtigungen; Zahlen und Maßnahmenvergleich in sechs Ländern*, Beiträge zur Sozialen Sicherheit, Forschungsbericht Nr. 7/05, Bern, Bundesamt für Sozialversicherung, 2005.

SZW *Occupational Safety and Health Report 2004*, www. /internationalezaken.szw.nl

Ministry of Social Affairs and Employment, *Covenants on health and safety at work*, The Hague, 2000.

Returning to work for cardiac patients
The Swedish experience: from rehabilitation to prevention, a challenge for the future.

Joep Perk

1   Background

In Sweden more than 5% of the working population is on sick leave or early retirement in spite of the fact that Sweden has the highest medium age at retirement and in the age group of 62 years still 60% is at work. Unemployment is a serious political issue especially in young age groups. Cardiovascular disease is third mayor component in sick leave where orthopaedic diseases and psychiatry are the main causes for sick leave. Due to the progress of modern cardiology cardiac rehabilitation, including support in returning to work after acute coronary disease, is faced with new challenges. Conventional rehabilitation is gradually changing into adapted programmes to affect the lifestyle of the patient in a cardioprotective way.

2   The Swedish System

Swedish patients are allowed one week of sick leave on their own initiative but thereafter they need a sick leave certificate from their family doctor. Sick leave can go on for many weeks, months or even years, there is no specific time limit. For the majority of the population during sick leave the financial compensation is about 80% of the previous salary. All sick leave administration is carried out by the National Health Insurance Institute.

With the increasing cost of sick leave the employers have been given greater responsibility. During the first weeks of sickness absence the employer is supposed to pay salaries before the Insurance Institute takes over. By law the employer is demanded to provide a specific rehabilitation plan. There are many options for returning patients to work such as test working during sick leave, support in retraining, change of job and a variety of part time work solutions. In cases where no other options are available early retirement may be considered.

3 Survey of the literature in coronary patients

Recently the Swedish National Agency for Technology Assessment has carried out a survey of the literature on cardiovascular disease. The main findings of this survey were that almost all studies date from before the year 2002 [1]. There were large differences in the length and amount of sick leave between different countries. Non-medical factors were more important for the sickness absence than medical factors. It was concluded that a majority of the European patients after a myocardial infarction, after PCI or CABG will return to work during the first year. The average time varies from country to country and from one and three months. There is a lack of well conducted large size trials of cardiac rehabilitation so that no clear role in returning to work has been established.

Which are the predictive factors for returning to work after myocardial infarction? Lower return to work rates are seen with increasing age, female sex, large size myocardial infarctions or the presence of residual ischemia after the infarction. Also heart failure, anxiety and depression during hospital stay, poor willingness to return to work, a low level of education, presence of stress at work influence the outcome, finally economic motives such as the level of insurance contribute.

After coronary intervention predictive factors such as age, previous myocardial infarction, level of education, the length of the sick leave period before surgery do play a role. The main factor is the patient's own motivation for returning to work. Is the patient well motivated the outcome will be in most cases positive, is the patient not motivated at all then there might be only few who return to work.

4 Options for improvement of the vocational outcome after myocardial infarction

Are there any options to improve the vocational outcome, i.e the resumption of work? Acute cardiac care will enhance successful resumption of labour by offering only short waiting periods before interventions such as surgery. Even a specific plan for returning to work in the early days of the disease may be helpful, including a discussion with the employer. In the post-acute phase the outcome may be improved by early feedback to the workplace including visits to the work site. In cardiac rehabilitation special attention must be paid to the type of physical training which needs to be adapted to the demands of the worksite. If there is a stress component at work this should be taken into account. In Sweden good results have been reported from a period of test working and part time working which may act as a bridge towards full uptake of labour. With these options the doctor can actively contribute to a desirable vocational outcome.

Furthermore, there are ample options for the prevention of coronary disease at the worksite such as a smoke-free work environment, possibilities for physical activity, healthy food habits and low levels of stress or noise.

It must be remembered that there have been important land winnings in cardiology over the past decades, which have considerably influenced the chances of returning the coronary patient to work. Is this progress translated into new cardiac rehabilitation programmes? Can one predict the coming development of cardiac rehabilitation? This may be illustrated with three examples: the typical myocardial infarction patient from 1980, a more recent patient (2005) and the possible outcome of a coronary patient in the year 2030.

The patient from 1980

A fifty year old male truck builder with a physically demanding job, smoking moderately, overweight, a mild hypertension. He was admitted with an acute anterior infarction, treated at the intensive care unit and discharged after eight days in hospital. His cardiac rehabilitation started six weeks after discharge, continued for three months twice weekly and after four months he was back at full time work. His risk factors (blood pressure 155/90 mm Hg, fasting blood glucose 6,8 mmol/l and total cholesterol 6,3 mmol/l) were normal according to guidelines from 1980 but would be considered as clearly elevated in the recent guidelines [2]. After one year he was in full time work, smoke free, he had no symptoms, but had gained weight, but he had a good quality of life. In his case cardiac rehabilitation was mainly a physical training programme.

A patient from 2005

As comparison a patient we treated a year ago: a 60 year old male technician at the same factory, the largest employer in the area. The patient was a man with a physically less demanding job but with a considerable stress component. He stopped smoking a few years ago and was moderately overweight. He had an impaired glucose tolerance which had not been attended to. At admission he suffered from a small inferior infarction, he went to an acute coronary intervention and stayed only four days in hospital. He was discharged with six different drugs and entered an individually tailored physical training programme two weeks after discharge. In this case the patient even attended other components of the programme: stress management and diet classes. However since he was 62 years old and not motivated to go back to work and as he could not cope with the stress at his work he was offered early retirement. After one year he was physically active, had no symptoms, better diabetes control and an excellent quality of life. In this case the preventive components of the programme carry almost a greater weight than the rehabilitation service. His individually adapted programme was well in agreement with the present state of the art [3].

A patient from 2030 ?

Can we predict the future? What might the characteristics be of a patient in 2030? To ask the question we used expertise from the newly started branch of the European Society of Cardiology, the European Association of Cardiovascular Prevention and Rehabilitation, which contains sections on population science (epidemiology), basic science, prevention, rehabilitation and sports cardiology [4], see figure 1.

Figure 1: European Association of Cardiovascular Prevention and Rehabilitation

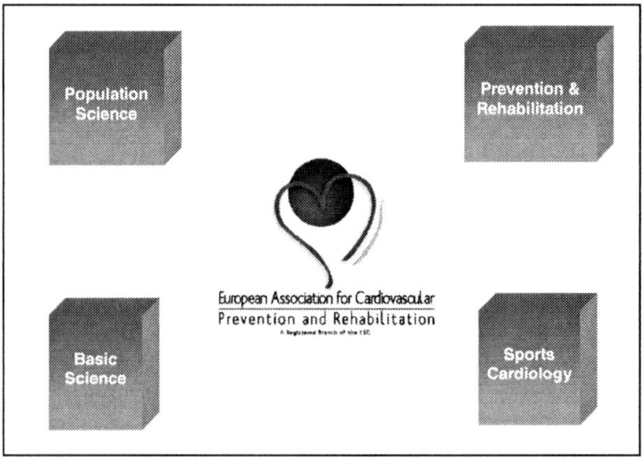

Specialists from population science indicated that we are facing an obesity pandemic with a large amount of patients with metabolic disorders in the future. Changing risk factors and new demands in the labour market may be seen which may certainly influence the options for returning to work.

From basic science it was proposed a.o. that non-invasive angiography, endothelial diagnostics and measurements of quality of life together with HeartScore [5] will provide a reliable total risk assessment. Among the treatment options there will be a variety of new drugs but still lifestyle changing will remain the most important issue in this situation.

Therefore we assume that the patient could be a fifty year old female health worker and in this case we propose that she is a smoking divorced woman with a cardiovascular heredity, no specific symptoms but considerable stress at work. She may have had several short periods of sick leave, suffers from type II diabetes and is overweight. The factory health service has at a routine health control estimated her cardiovascular risk using the HeartScore programme and found that she was at severe risk for cardiovascular disease which prompted preventive action. Thus, she will need an exercise prescription and good nutritional counselling. She will need assistance to cope with her stress and an effective smoking cessation program. Where can this be offered in a combined and professional way?

EACPR expertise from cardiac prevention and rehabilitation proposed that she might be referred from the factory doctor to a multidisciplinary prevention team for in-depth risk assessment and management: this will include the new diagnostic methods available 2030. In this assessment the actual status of her premature coronary arteriosclerosis will be evaluated and the risk for a cardiac event calculated. Thereafter an individually targeted therapy will be applied. Life style management will address her specific needs such as combined nutritional counselling and physical training, stress coping, smoking cessation, and a programme for long term maintenance of physical fitness. In this patient the disease may diagnosed before symptoms appear and treatment will be purely preventive.

Her expected outcome: Evaluation after one year may well prove that her coronary arteriosclerosis shows signs of regression. She will have stopped smoking, reduced the number of drugs, and experiences a better quality of life. However no return to work may have been obtained as there is a lack of working opportunities. In her case the care has been preventive with limited rehabilitation efforts, in contrast to the patients from 1980 and 2005.

5 Conclusion

The three cases illustrate a transition from rehabilitation to prevention resulting in completely integrated programmes for lifestyle management (figure 2).

Figure 2: Transition from rehabilitation to prevention

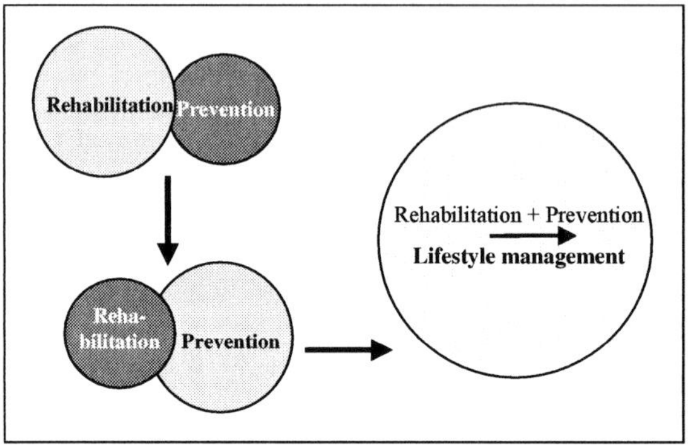

In these programmes primary prevention of cardiovascular disease at the worksite will become increasingly important. In Sweden cardiac rehabilitation programmes are multidimensional, available in or connected to all acute care hospitals. It may be expected that the present programmes will need adaptation to modern cardiology and that interaction with the worksite and it's medical facilities will become increasingly important. The transition implies a challenge for cooperation!

References

[1] Perk J., Alexandersson K. Sick leave due to coronary artery disease or stroke. *Sc J Publ Health* **2004**; suppl 63:181-206.

[2] De Backer G., Ambrosioni E., Borch-Johnsen K., Brotons C., Cifkova R., Dallongeville J., Ebrahim S., Faergeman O., Graham I., Mancia G., Manger Cats V., Orth-Gomer K., Perk J., Pyorala K., Rodicio JL., Sans S., Sansoy V., Sechtem U., Silber S., Thomsen T., Wood D. Third Joint Task Force of European and Other Societies on

Cardiovascular Disease Prevention in Clinical Practice. European guidelines on cardiovascular disease prevention in clinical practice. *Eur Heart J* **2003**; 24(17):1601-10

[3] Giannuzzi P., Saner H., Bjornstad H., Fioretti P., Mendes M., Cohen-Solal A., Dugmore L., Hambrecht R., Hellemans I., McGee H., Perk J., Vanhees L., Veress G. Secondary prevention through cardiac rehabilitation: position paper of the Working Group on Cardiac Rehabilitation and Exercise Physiology of the European Society of Cardiology. *Eur Heart J* **2003**; 24 (13): 1273-8.

[4] Website: www.escardio.org/EACPR

[5] Website: www.escardio.org/heartscore

Management von Frühberentung: Verbesserung der Gesundheit am Arbeitsplatz und berufliche Rehabilitation

Juhani Wikström

1 Einleitung

Gesundheit am Arbeitsplatz hat aus menschlicher und ökonomischer Perspektive eine hohe Priorität. Die Arbeitnehmer werden älter, die Arbeit verändert sich, und die Anzahl der Beschäftigten sinkt; das alles führt zu mehr Stress und höherem Zeitdruck bei der Arbeit. Abbildung 1 zeigt Altersverteilung und zunehmendes Alter der Arbeitnehmer in staatlichen Organisationen in Finnland von den Jahren 1994 und 2003.

Abbildung 1: Altersverteilung von Staatsangestellten in Finnland

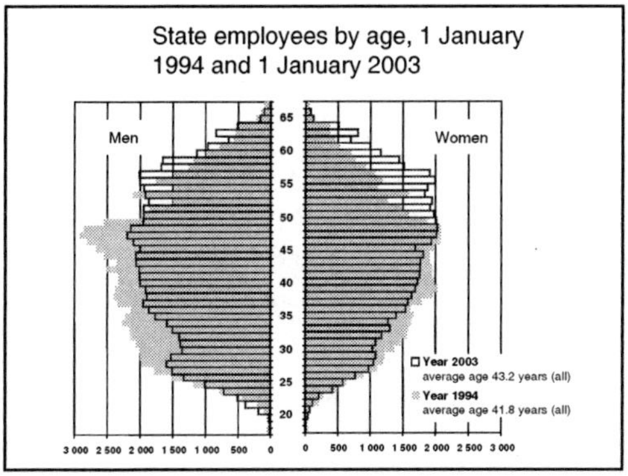

2 Gesundheit am Arbeitsplatz

Die Ziele der Initiative „Aktivität zur Förderung der Gesundheit am Arbeitsplatz" (Work Health Promotion – WHP) wurden zusammen mit dem staatlichen Beratungsausschuss in Rentenangelegenheiten definiert:

a) Einflussnahme auf die Gestaltung von Arbeitsplätzen und auf Produktivität der Betriebe durch WHP-Aktivitäten

b) Erarbeitung eines Konzeptes, das den Beginn der beruflichen Rehabilitation möglichst früh erlaubt

c) Aufbau eines Netzwerks von kooperierenden Einrichtungen, das die Rehabilitationsprozesse koordiniert

Das Staatskassenamt als Renten- und Unfallversicherungsträger für die staatlichen Organisationen mit 124 000 Mitarbeiter (6 % der gesamten finnischen Arbeitnehmer) hat schon seit Ende der 80er Jahre frührehabilitative Maßnahmen finanziert und gefördert. Im Jahre 1995 erweiterte man das Frührehabilitationskonzept als KAIKU-Programm („_Ka_ikki _ku_nnossa" – „Alles in Ordnung" im Arbeitsleben). Das Trainingsprogramm KAIKU beschäftigt sich mit dem Konzept der Arbeitsfähigkeit, der WHP-Aktivitäten, mit Motivation und Rehabilitation und mit den Stärken der alternden Arbeitnehmer. Es enthält drei Hauptziele:

a) Förderung der Arbeitsfähigkeit im Allgemeinen durch Schulung der Belegschaften in Unternehmen

b) Arbeitsentwicklung in Bezug auf das zunehmende Alter der Arbeitnehmer

c) rechtzeitige und effektive berufliche Rehabilitation bei drohendem Verlust der Arbeitsfähigkeit einzelner Mitarbeiter

Durch die Sachkenntnisse im Bereich des Personalrisikos ist das Staatskassenamt als Renten- und Unfallversicherungsträger als Koordinator dieses Programms bestens geeignet. Management des beruflichen Risikos und der Ablauf des Programms werden in Abbildung 2 erläutert.

3 Risikomanagement

Am Gipfel der Pyramide befassen wir uns mit Rehabilitationsmaßnahmen beim Verlust oder beim drohenden Verlust der Funktions- und Arbeitsfähigkeit durch Berufskrankheit, Unfall oder Erkrankung. Um die erwähnten Risiken im Arbeitsleben vermeiden zu können, sind Offenheit der Belegschaften, frühzeitiges Ansprechen von problematischen Situationen von großer Bedeutung. Entwicklungsgespräche, mehr Zeit und Verständnis für „Leadership" bedeuten Zuwachs der sozialen Autonomie wie auch des Wohlbefindens der Organisationen.

Abbildung 2: Pyramide des Risikomanagements

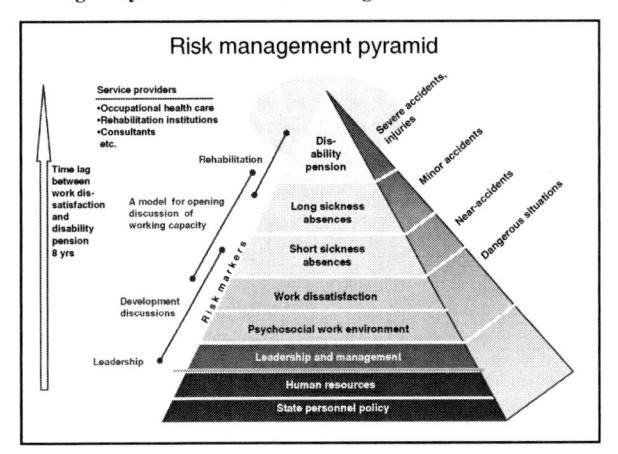

Anhand der Pyramide hat man versucht, die Kausalität zwischen den Risiken und der vorangehenden Ereignisse zu erläutern. KAIKU enthält barometerartig messbare Kennzahlen der Leistungsfähigkeit, des psychosozialen Befindens und der psychischen Belastung von Arbeitnehmern und Belegschaften. Gemessen werden u.a. psychosoziale Aspekte und psychische Belastung (Sense of Coherence). Anhand der Pyramide mit eingetragenen Kennzahlen können Arbeitsunfälle, kleine Unfälle und Beinahe-Unfälle, Berufskrankheiten, medizinische Ursachen zu Frühberentung und Arbeitsunfähigkeit wegen Erkrankungen erfasst werden.

Korrelationsanalysen zeigten einen starken Zusammenhang zwischen Koherenzgefühl und den psychologischen und sozialen Faktoren in der Organisation (Abbildung 3). Ein niedriges Koherenzgefühl führt mit der Zeit zu einer zunehmenden psychischen Belastung und körperlichen Beschwerden. In eigenen Analysen zeigte sich, dass ein durchschnittlicher Zeitraum von acht Jahren vergeht, bis ein betroffener Mitarbeiter seine Probleme einem Betriebsarzt schildert. Während dieser Zeit hätte man vieles in der Belegschaft machen können. Nach acht Jahren ist der allgemeine Arbeitsindex schon so niedrig, dass keine Aussicht mehr besteht, die Arbeitsfähigkeit des Mitarbeiters zu erhalten.

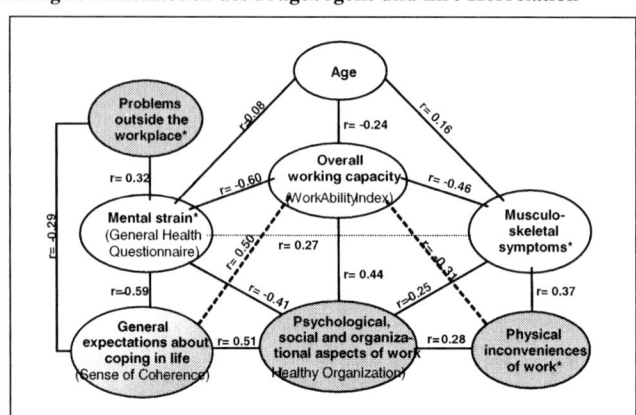

Abbildung 3: Dimensionen des Fragebogens und ihre Korrelation

[1] correlations are controlled for age (except age correlations), sex, and socioeconomic status
High values of variables with an aterisk (*) denote poor situation
If not stated otherwise, correlations are statistically significant at least at level p<0.01

Psychische Belastung ist die Hauptursache (in 37 %) für frühzeitige Berentung (Abbildung 4), bei Hochschulangestellten sogar bei 54 %. Diese Daten sind nicht als psychiatrische Krankheiten zu interpretieren. Vielmehr erwies sich die Korrelation zwischen Kohärenz-Gefühl der einzelnen Arbeitnehmer und der gemessenen psychosozialen sowie organisatorischen Bedingungen in der Belegschaft als bedeutsam.

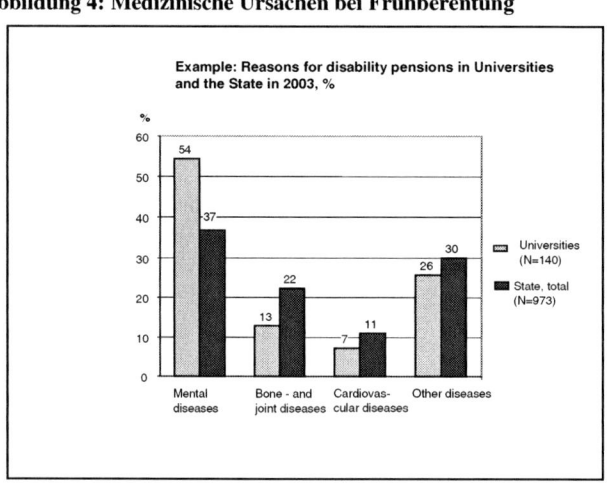

Abbildung 4: Medizinische Ursachen bei Frühberentung

Von den verschiedenen, in Abbildung 5 aufgezählten Faktoren beeinträchtigen psychischer Stress (in 53 %), mangelhafte Motivation (in 51 %) und schlechte Kommunikation in Belegschaften (in 48 %) am meisten die Arbeitsfähigkeit einzelner Mitarbeiter im aktiven Arbeitsleben. Diese Angaben beziehen sich auf die ganze Belegschaft – d.h. alle Altersgruppen sind betroffen. In dieser Phase spielen medizinische Ursachen noch eine untergeordnete Rolle. Mit zunehmender subjektiver Beeinträchtigung wird manifesten Krankheiten immer größere Bedeutung beigemessen und sind schließlich eine willkommene Begründung, um aus dem Arbeitsleben auszuscheiden. Nach unserer Erfahrung erhalten Mitarbeiter, die sich wohlfühlen, ihre Arbeitsfähigkeit trotz schwerer Erkrankungen und bemühen sich aktiv um Rehabilitationsmaßnahmen, um ihre Arbeit nicht zu verlieren. Auf der anderen Seite leiden die Personen, die ihre Arbeitsfähigkeit aufgrund psychosozialer Ursachen verloren haben, vermehrt an Symptomen ohne relevante medizinische Ursachen.

Abbildung 5: Gründe für drohende Arbeitsunfähigkeit

Various factors hampering work in the State sector
All well at work? –questionnaire, State sector 2002, N ~1200

Factor	Some effect %	Great effect %	Total effect %	Variation in effect in different administrative sectors %
Long-term disease	19	6	25	15 - 40
Indistinct symptoms	24	3	28	19 - 35
Feeling of mental stress	42	11	53	42 - 65
Mental health problems	6	3	9	5 - 14
Substance abuse	3	1	4	0 - 9
Insufficient skill or training	25	3	28	24 - 32
Motivation problems	39	12	51	34 - 58
Problems with interaction in the work community	35	13	48	36 - 65
Problems outside the workplace	25	4	29	20 - 44

Die weiteren Analysen (Abbildungen 6 und 7) anhand des Health Organisation –Fragebogens legen folgende Schlussfolgerungen nahe: die emotionalen Befindlichkeiten der einzelnen Arbeitnehmer deuten auf Zeitdruck und Stress aufgrund unerledigter Arbeiten hin. Positiv empfunden wurden operative Ziele und operatives Management der Arbeitsprozesse. Demgegenüber betreffen die negativen Erfahrungen wenige Möglichkeiten, die eigene Arbeit zu beeinflussen, und eine geringe Möglichkeit zur weiteren persönlichen Entwicklung bei der Arbeit sowie auch die mangelhafte Diskussion zwischen den Führungskräften und Angestellten.

Abbildung 6: Berufliches Belastungsprofils

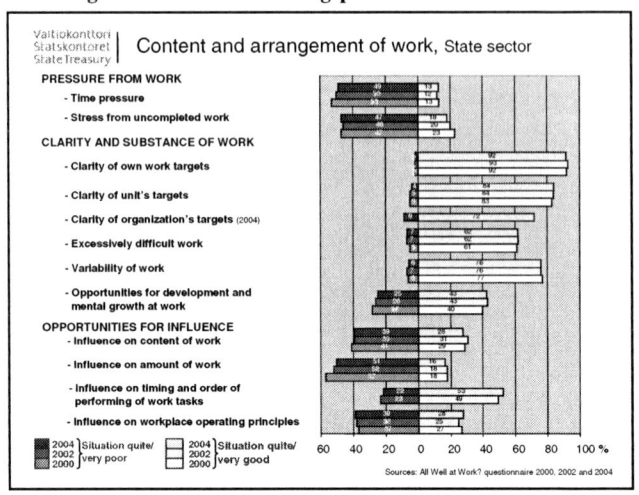

Abbildung 7: Führungsstil und Interaktionen am Arbeitsplatz

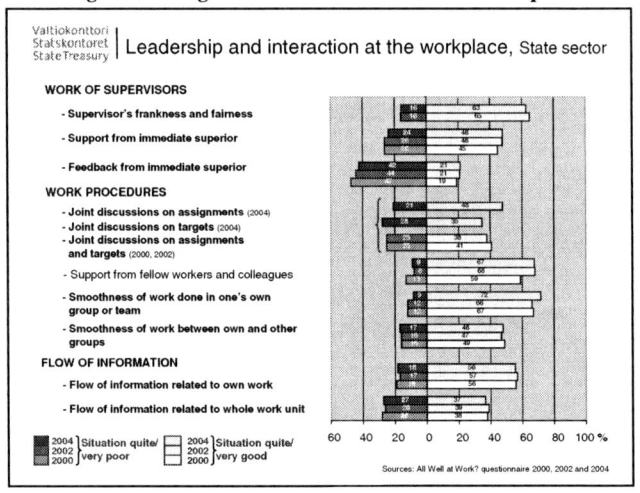

Zunehmende Arbeit verursachte zwar bei den Beschäftigten Ermüdung – wesentlicher war jedoch, dass die eigene Arbeitsleistung nicht mehr bewusst wahrgenommen wurde und damit längerfristig die eigene Identität im Arbeitsleben nicht mehr erkannt wurde. Psychische Belastung, verminderte Motivation und Kommunikationsprobleme im Betrieb spielen im Vergleich zu somatischen Erkrankungen die bedeutendere Rolle und tragen in stärkerem Umfang zum Verlust von Arbeitsfähigkeit bei. Medizinische Diagnosen liefern schließlich den einzelnen Menschen die gesellschaftlich akzeptierte Möglichkeit, aus dem Arbeitsleben auszuscheiden. Zu viel Arbeit, geringe Möglichkeiten, die eigene Arbeit zu beeinflussen, und wenig, meistens negativ betontes „feedback" verursachen eine passive Arbeitseinstellung und führen im Zeitverlauf mit hoher Wahrscheinlichkeit zu vermindertem Kohärenzgefühl.

4 Das KAIKU-Programm

Das KAIKU-Programm ist ein Iplementations-Programm. Personen in Führungspositionen erleben einen starken Druck aufgrund der zunehmenden Anforderungen im Arbeitsleben. Im KAIKU-Programm werden ca. 300 Personen in leitenden Positionen als KAIKU-Entwickler ständig trainiert, um WHP-Aktivitäten in die täglichen Arbeitsprozesse zu integrieren. KAIKU hat bis jetzt alle Arbeitsplätze der staatlichen Dienste erreicht und Schritt für Schritt zu neuen Handlungsmodellen und auch zu konkreten Ergebnisse geführt. WHP-Gruppen in den verschiedenen Organisationen bestehen aus Vertretern der Personalverwaltung, der Arbeitssicherheit und Betriebsleitung. Um ihre Arbeit zu erleichtern und zu unterstützen, wurde ein Netzwerk von Leistungsanbietern aufgebaut (Abbildung 8).

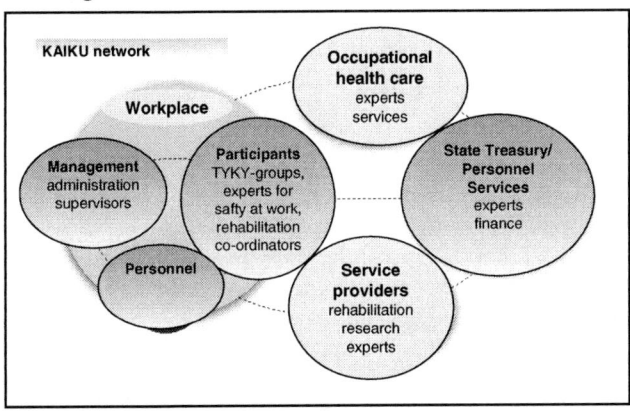

Abbildung 8: KAIKU Netzwerk

Dazu gehören betriebsärztliche Dienste, Rehabilitationseinrichtungen und Spezialberater auf dem Gebiet von WHP. Betriebsärztliche Dienste sind von grosser Bedeutung, denn gesetzmäßig müssen alle Arbeitsplätze einen eigenen Betriebsarzt haben. Betriebsärzte sind verantwortlich für medizinische Betreuung, aber auch für WHP-Aktivitäten, Arbeitsergonomie und Rehabilitationsberatung. Auch die Zentralkrankenhäuser mit ihren Rehabilitationsuntersuchungseinheiten und spezialärztlicher Betreuung sind Mitglieder im Netzwerk.

Das KAIKU-Netzwerk hat eine gemeinsame Zielsetzung. Die grundsätzliche Idee hinter dem Management von Frühberentung ist die Annahme, dass aktive, weitgehend selbstbestimmte Arbeit, hohe intellektuelle Herausforderungen, ein subjektives Gefühl von Gesundheit, Arbeitsfähigkeit und Motivation zu gesunder Lebensweise eng miteinander verknüpft sind.

5 Berufliche Rehabilitation

Die neue Gesetzgebung aus dem Bereich der beruflichen Rehabilitation unterstützt die Zielsetzung von KAIKU oder viel mehr umgekehrt, KAIKU kann die neue Gesetzgebung nutzen. Ein jeder Arbeitnehmer hat das Recht auf berufliche Rehabilitation. Das bedeutet, dass mit finanzieller Unterstützung der Versicherungsträger Rehabilitationsvorhaben schon bei drohendem Verlust der Arbeitsfähigkeit begonnen werden können und sollen.

Zu den beruflichen Maßnahmen gehören u.a. Beratung, Arbeitsprüfung am Arbeitsplatz über drei bis sechs Monate, Rehabilitationsuntersuchungen, Schulungen und bei Bedarf medizinische Rehabilitation. Von den erwähnten Maßnahmen werden am häufigsten Arbeitsprüfungen am Arbeitsplatz durchgeführt. Sie sind in etwa 80 % erfolgreich und führen zu langfristigen Arbeitsverhältnissen.

Die Effektivität der beruflichen Rehabilitation wird hinsichtlich ihrer Qualität beurteilt. Nach 10 Jahren systematischer Arbeit mit den gesamten Betrieben und mit frühzeitig eingeleiteten Rehabilitationsprozessen bei einzelnen Arbeitnehmern haben wir den Rückgang von Frühberentungen erreicht. Trotz des zunehmenden Alters der Angestellten und Beamten in staatlichen Organisationen sind die Zahlen für Frühberentung während der letzten fünf Jahre auf die Hälfte gesunken (Abbildung 9).

Im Durchschnitt rechnen sich die Kosten für berufliche Rehabilitationsmaßnahmen in einzelnen Fällen nach 1½ bis 2 Jahren aktiver Teilhabe am Arbeitsleben. Finanziell bedeutet das, dass im Jahre 2004 die jährliche Summe für Frührenten 50.000.000 Euro geringer war als im Jahr 1999 und diese Geldsumme konnten die einzelnen Organisationen für andere Zwecke nutzen. Auch die Zahl der abgelehnten Anträge von Frührenten war niedriger (15 %) als zuvor. Gleichzeitig sind die Kurven für das Durchschnittsalter bei der Berentung und der prozentuale Anteil der Arbeitnehmer, die das Arbeitsleben erst bei regulärem Rentenalter verlassen, gestiegen (Abbildung 9). Die Arbeitnehmer verließen das Arbeitsleben im Durchschnittsalter von 59 Jahren. Vor 10 Jahren geschah es zwei Jahre früher. Gleichzeitig erreichen über 60 % der Arbeitnehmer ihre Altersrente aus dem aktiven Arbeitsleben heraus.

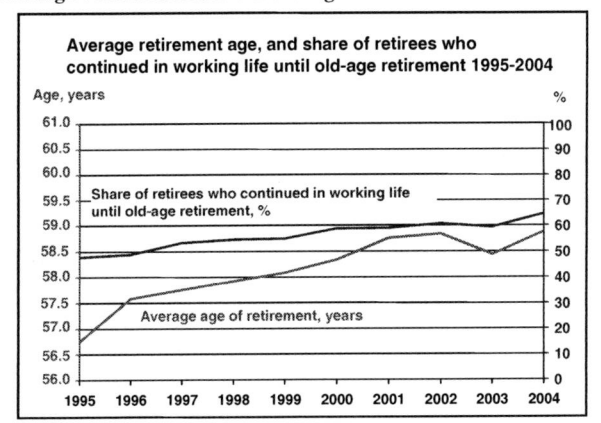

Abbildung 9: Reduktion der Berentungen durch KAIKU

Average retirement age, and share of retirees who continued in working life until old-age retirement 1995-2004

6 Zusammenfassung

Zusammenfassend lässt sich festhalten: das KAIKU-Programm auf dem Gebiet der Förderung der Gesundheit am Arbeitsplatz zeigt, dass die Betriebsorganisation einen großen Einfluss auf die Gesundheit und das Wohlbefinden der Arbeitnehmer hat. Wichtige gesundheitsförderliche Faktoren sind gute Arbeitskontrolle, gute Qualität der „leadership" und ein gutes Arbeitsklima. Medizinische Ursachen durch Krankheiten sind meistens nicht die einzige Erklärung für Arbeitsunfähigkeit. In einzelnen Fällen, bei welchen die Funktionsfähigkeit durch Krankheit oder Unfall bedroht ist, sind frühzeitige Rehabilitationsmaßnahmen von großer Bedeutung. Hinsichtlich der Arbeitsfähigkeit und der Rückkehr zur Arbeit muss Funktionsfähigkeit definiert werden. Geeignete innerbetriebliche Maßnahmen in Kombination mit Rehabilitation erwiesen sich als erfolgreich.

Literatur

Alasoini, T., Ramstad E. and Rouhiainen N. (2005): The Finnish Workplace Development Program as an expanding activity. Results, challenges, opportunities. Ministry of Labour. Reports 47, Helsinki, Finland. www.tykes.fi

Antonowsky, A. (1987): Health-promoting factors of work: The sense of coherence. In: Psychosocial factors at work and their effects on health (eds. R. Kalimo, M. Elbatawi and C. Cooper). World Health Organization (WHO), 153-167.

Ilmarinen, J. (2001): Ageing workers in Finland and in the European Union: Their situation and the promotion of their work ability, employability and employment. The Geneva Papers on Risk and Insurance, 26:4: 623-41.

Karasek, R. and Theorell, T. (1990): Healthy work. Stress, productivity, and the reconstruction of working life. New York: Basic Books.

Kalimo, R and Vuori, J. (1990): Work and sense of coherence – Resources for competence and life satisfaction. Behavioral Medicine, 16:2, 76-89.

Ministry of Social Affairs and Health (2002): The many faces of the national programme on ageing workers. The concluding report on the programme. Publications 2002:14. Helsinki, Finland. www.stm.fi

Ministry of Finance (2003): A strategy for management development in State Administration 2002-2012. – Studies. Working paper 2003:6, Edita Prima Plc, Helsinki, Finland. www.vm.fi

Mäkitalo, J. (2005) Work-related well-being in the transformation of nursing home work. Acta Universitatis Ouluensis, D medica 837. Oulu University Press, Oulu, Finland

Saurama, L. (2004): Experience of early exit. A comparative study of the reasons for and consequences of early retirement in Finland and Denmark in 1999-2000. Finnish Centre for Pensions. Studies 2004:2. Helsinki, Finland. www.etk.fi

Waris, K. (1999): Mental well-being at work. A sign of a healthy organisation and a necessary precondition for organisational development. Finnish Institute of Occupational Health, Research Reports 28. Helsinki, Finland. www.ttl.fi

Berufliche Orientierung in der medizinischen Rehabilitation, um die Rückkehr zur Arbeit zu unterstützen

Wolfgang Slesina

1 Problemlage

Medizinische Rehabilitation im Zuständigkeitsbereich der gesetzlichen Rentenversicherung hat die Aufgabe, die Erwerbsfähigkeit der Versicherten zu erhalten und die Teilhabe am Arbeitsleben zu sichern (§§ 9,10 SGB VI). Die Stabilisierung und Verbesserung des Gesundheitsstatus und der Leistungsfähigkeit bei chronischer Erkrankung oder Behinderung bilden Voraussetzungen hierfür. Der Erfolg der medizinischen Rehabilitation bemisst sich insbesondere an einer hohen Rückkehr- bzw. Eingliederungsrate von Rehabilitanden in das Erwerbsleben nach ihrer Maßnahme. Zwischen den verschiedenen Reha-Indikationen bestehen in dieser Hinsicht aufgrund der spezifischen Behinderungen erhebliche Unterschiede.

Erkrankungen der Wirbelsäule und des Rückens sind eine häufige Ursache von Arbeitsunfähigkeit (Badura et al. 2004), wie Tabelle 1 zeigt. Sie bedingen einen großen Teil der medizinischen Reha-Maßnahmen und tragen erheblich zur vorzeitigen Berentung aufgrund verminderter Erwerbsfähigkeit bei (VDR 2003a, 2003b). Mehreren Studien in den alten Bundesländern zufolge kehren um 70% der Rückenschmerz-Rehabilitanden nach

Tabelle 1: Sozialmedizinische und gesundheitspolitische Bedeutung von Rücken-, Wirbelsäulenerkrankungen

Auf Rücken-, Wirbelsäulenerkrankungen entfielen 2002:	
14.6%	aller AU-Tage
29.7%	aller medizinischen Reha-Maßnahmen der Rentenversicherung
13.1%	der vorzeitigen Berentungen wegen verminderter Erwerbsfähigkeit
Ca. 70%	der Rückenschmerz-Rehabilitanden kehren nach medizinischer Reha in das Erwerbsleben zurück; in den neuen Bundesländern weniger

medizinischer Reha in das Erwerbsleben zurück (Bürger et al. 2001; Bührlen/Jäckel 2002; Mau et al. 2002); ungünstigere Werte liegen arbeitsmarktabhängig in neuen Bundesländern vor (Slesina et al. 2004). Daten zur beruflichen Wiedereingliederung von kardiologischen Rehabilitanden in der Bundesrepublik Deutschland finden sich bei Schott (2005a:154).

Der Nutzen der medizinischen Rehabilitation für die Stabilisierung und Verbesserung der körperlichen, geistigen, psychischen Fähigkeiten von Menschen mit chronischer Erkrankung sowie für die Verbesserung klinischer Parameter und des Befindens ist in der wissenschaftlichen Literatur gut belegt (z.b. Haaf/Schliehe 2001; Haaf 2005), wobei die zeitliche Nachhaltigkeit der Effekte z. T. begrenzt ist (z. B. Hüppe/Raspe 2003, 2005). Als Schlüssel für die Sicherung oder Erhöhung der Chancen von Rehabilitanden auf Rückkehr in das Erwerbsleben wird, gerade in einer Zeit erheblicher struktureller Arbeitsmarktprobleme, eine konsequente Ausrichtung der medizinischen Rehabilitation an der beruflichen Situation der Betroffenen gesehen. Daraus leitet sich insbesondere die Forderung ab, die Reha-Maßnahmen möglichst konkret an den Belastungs- und Überforderungsproblemen bzw. erwerbsgefährdenden Aspekten der Rehabilitanden zu orientieren (z. B. Rische 1998; BAR 2001).

Seit den 1990er Jahren ist in dieser Richtung einiges in Bewegung gekommen. Zunehmend greifen Reha-Kliniken den Gedanken einer ganzheitlich berufsorientierten und berufsbezogen aktivierenden Rehabilitation auf. Eine vollständige Übersicht über die zahlreichen Konzepte, Aktivitäten und Modelle guter Praxis ist hier nicht möglich. Der folgende Beitrag beschränkt sich auf eine Reihe von Beispielen zur berufsorientierten Reha-Diagnostik und -Steuerung, zu berufsorientierten Reha-Leistungen, zur beruflichen Neuorientierung während medizinischer Reha, zu integrationsunterstützenden Maßnahmen und Eingliederungsmanagement.

2   Berufsbezogene Reha-Diagnostik und Reha-Steuerung

Ein erstes Profilierungsfeld für die beruflich orientierte medizinische Rehabilitation liegt in der verstärkten berufsbezogenen Reha-Diagnostik und Reha-Steuerung. Kurzscreenings und differenzierte Assessments bilden die Grundlage (Abb. 1).

Abbildung 1: Berufsorientierte Diagnostik und Reha-Steuerung (Beispiele)

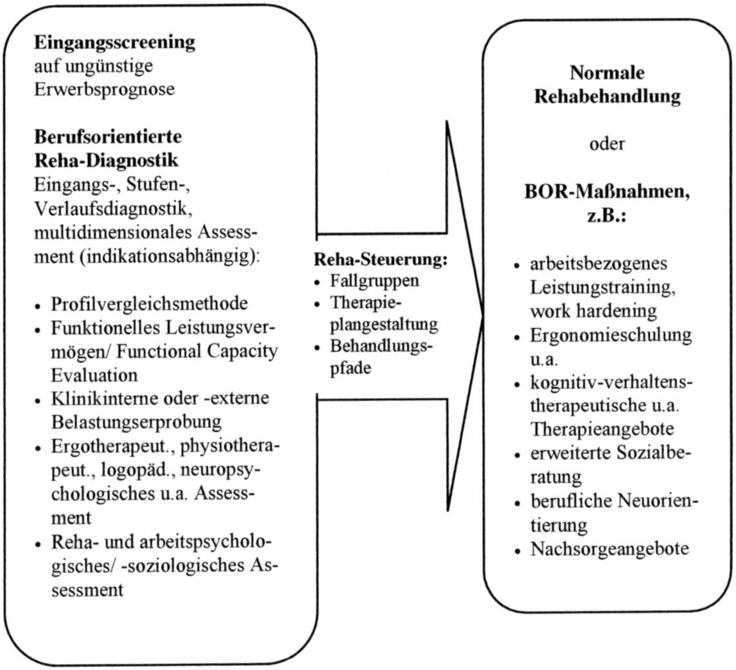

Eingangsscreening
auf ungünstige Erwerbsprognose

Berufsorientierte Reha-Diagnostik
Eingangs-, Stufen-, Verlaufsdiagnostik, multidimensionales Assessment (indikationsabhängig):

- Profilvergleichsmethode
- Funktionelles Leistungsvermögen/ Functional Capacity Evaluation
- Klinikinterne oder -externe Belastungserprobung
- Ergotherapeut., physiotherapeut., logopäd., neuropsychologisches u.a. Assessment
- Reha- und arbeitspsychologisches/ -soziologisches Assessment

Reha-Steuerung:
- Fallgruppen
- Therapieplangestaltung
- Behandlungspfade

Normale Rehabehandlung

oder

BOR-Maßnahmen, z.B.:

- arbeitsbezogenes Leistungstraining, work hardening
- Ergonomieschulung u.a.
- kognitiv-verhaltenstherapeutische u.a. Therapieangebote
- erweiterte Sozialberatung
- berufliche Neuorientierung
- Nachsorgeangebote

2.1 Berufsorientierte Screening-Instrumente

Einige Reha-Einrichtungen nutzen bereits Screening-Instrumente für das frühzeitige Erkennen berufsbezogener Probleme von Rehabilitanden. Doch ist eine erhebliche methodische Varietät der verwendeten Instrumente und Verfahren/Tests zu konstatieren (s. Zwingmann et al. 2005:313f.), die zudem für das Screening „berufsbezogener Probleme" nicht validiert wurden (s. Vogel et al. 2004).

Die Entwicklung methodisch gesicherter Screening-Instrumente für berufliche Problemlagen und die gefährdete berufliche (Wieder-) Eingliederung von Rehabilitanden ist daher Gegenstand von zwei laufenden Projekten in den Reha-Forschungsverbünden Bayern und Norddeutschland (Vogel et al. 2004; Bürger et al. 2004; Klosterhuis et al. 2005:319f.). Beide

Studien intendieren die Ausarbeitung eines generischen, indikationsübergreifenden Instrumentes. Mehrere Verwendungszwecke sind vorgesehen:

- zum einen der Einsatz der Instrumente bei Reha-Leistungsträgern im Rahmen des Bewilligungs- und Zuweisungsverfahrens, um bei erkennbarer beruflicher Problemlage eine gezielte Zuweisung von Rehabilitanden zu spezialisierten Rehabilitationseinrichtungen zu ermöglichen,

- zum anderen der Einsatz in Reha-Kliniken im Rahmen des Patienten-Aufnahmeverfahrens, als Grundlage für die problemorientierte Gestaltung des Rehabilitationsprozesses,

- bei einem Instrument ferner der Einsatz in MDK, Betrieben u. a.

2.2 Berufsorientierte Reha-Diagnostik

Für eine differenzierte berufsbezogene Reha-Diagnostik liegt ein umfangreiches Inventar an Instrumenten vor, die unterschiedlichen Disziplinen entstammen (Abb. 1). Zum Einsatz gelangen zum Teil mehrdimensionale Assessmentprogramme, die medizinische, funktionelle, psychologische, arbeitsergonomische, ergotherapeutische, sozialpädagogische u.a. Aspekte umfassen können.

Zu diesen Assessment-Instrumenten zählen die Verfahren des Profilvergleichs wie IMBA, MELBA, EAM oder BRA. Gemeinsam ist ihnen der Vergleich der beruflichen Anforderungen des Rehabilitanden mit dem Profil seiner muskulären, sensorischen, mentalen und psychischen Leistungsfähigkeit, um arbeitsbedingte Überforderungen differenziert erkennbar zu machen (s. Schian/Kaiser 2000; Landau 2003).

Ein anderer methodischer Zugang liegt in der Verwendung von Verfahren zur Funktions- und Leistungsdiagnostik. Es handelt sich um angloamerikanische Entwicklungen unter der Bezeichnung „Functional Capacity Evaluation (FCE)". Dazu gehören Verfahren wie ERGOS, EFL oder das Selbsteinschätzungssystem PACT (s. Kaiser et al. 2000a, 2000b; Erbstößer et al. 2003).

Eine dritte Variante besteht in der klinikintern oder -extern durchgeführten Belastungserprobung an Modellarbeitsplätzen, Praktikums- oder Realarbeitsplätzen (z.B. Hillert et al. 2004a; Knörzer et al. 2005).

Hinzu kommen ergotherapeutische, physiotherapeutische, logopädische, neuropsychologische u. a. Verfahren zur Beurteilung alltagsrelevanter

Fähigkeiten und Funktionseinschränkungen von Rehabilitanden (s. Voigt-Radloff et al. 2000; Dorfmüller-Küchlin et al. 1998).

Eine weitere Gruppe bilden rehabilitations- und arbeitspsychologisch / soziologische Assessment-Instrumente, die in der Regel mittels Rehabilitandenbefragung Angaben über wahrgenommene Arbeitsbelastungen, Arbeitsbeanspruchungen und arbeitsassoziierte Beschwerden (z. B. IRES, FEBA) und ggf. Rehabilitanden-Selbstbeurteilungen erheben. (Zu weiteren Assessment-Instrumenten siehe Biefang et al. 1998).

Die Ergebnisse dieser arbeits-/berufsbezogenen Rehabilitationsdiagnostik dienen der klinikinternen Rehabilitationssteuerung, sei es in Form der Zuweisung der Rehabilitanden zu homogenen Fallgruppen oder zu spezifischen Therapiemodulen (z. B. zur Trainingstherapie, physikalischen Behandlung, Krankengymnastik, Rückenschule, Ergonomieschulung, psychologischen Maßnahmen, Sozialberatung u. a.) (Beispiele hierzu in Neuderth/Vogel 2002; Knörzer et al. 2005; Greitemann 2006).

3 Berufsorientierte Therapien, Maßnahmen

Das zweite Profilierungsfeld beruflich orientierter medizinischer Rehabilitation betrifft die Interventionsinhalte und -formen, d. h. die Therapien, Schulungen, Trainingsmaßnahmen (Abb. 2). Dabei eröffnen sich grundsätzlich mehrere Möglichkeiten der Strukturierung und Ausrichtung, sei es in Form einer belastungsorientierten, sei es in Form einer arbeitsplatzorientierten oder berufsgruppenorientierten Rehabilitationsgestaltung (s. Josenhans et al. 2005).

Für alle Bereiche der multiprofessionellen, multimodalen stationären medizinischen Rehabilitation liegen, teils schon seit längerem, erprobte Ansätze beruflich orientierter Interventionen vor. Teils handelt es sich um neuere Entwicklungen, wozu auch die Rehabilitationswissenschaftlichen Forschungsverbünde wichtige Anstöße und Beiträge leisteten (BMBF/VDR 2000; Koch/Buschmann-Steinhage 2005; Klosterhuis et al. 2005; Müller-Fahrnow et al. 2005). Wegen der Vielzahl der Konzepte, Routineverfahren, Modellprojekte und Erprobungen sind hier nur kursorische Hinweise auf einige dieser Bereiche und interessanten Aktivitäten möglich:

In Abhängigkeit von der Rehabilitationsindikation und dem Klinikprofil werden arbeitsplatzbezogene Leistungstrainings (work hardening) zur Wiedererlangung bzw. Sicherung der Leistungsfähigkeit im Beruf durchgeführt (z. B. Meier et al. 1999; Knörzer et al. 2005). Dabei werden bestimmte beruflich wichtige Körperfunktionen der Rehabilitanden durch Kraft-/Ausdauertraining (Heben, Tragen, Bücken etc.) mittels ERGOS, EFL an Modellarbeitsplätzen u. a. auftrainiert.

Abbildung 2: Berufsorientierte Therapien, Schulungen, Trainings (Beispiele)

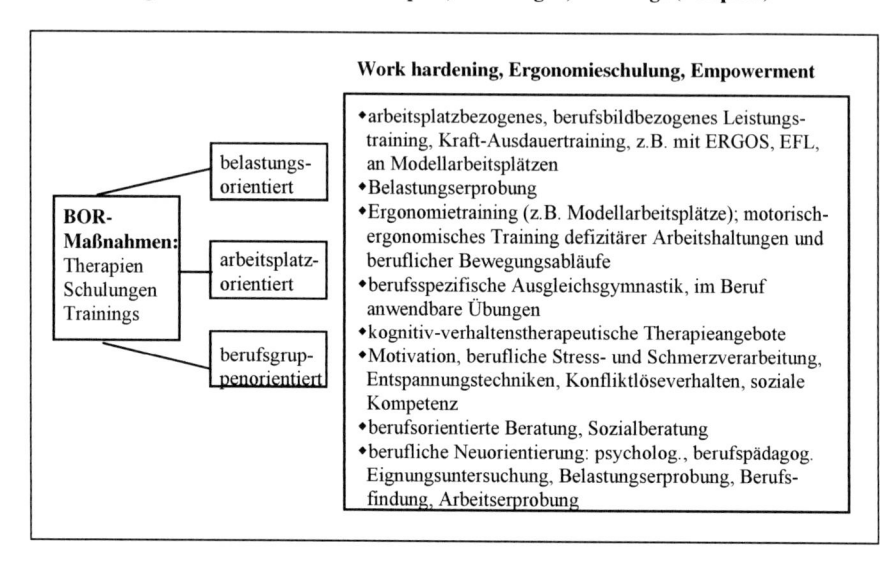

		Work hardening, Ergonomieschulung, Empowerment
BOR-Maßnahmen: Therapien Schulungen Trainings	belastungsorientiert arbeitsplatzorientiert berufsgruppenorientiert	◆ arbeitsplatzbezogenes, berufsbildbezogenes Leistungstraining, Kraft-Ausdauertraining, z.B. mit ERGOS, EFL, an Modellarbeitsplätzen ◆ Belastungserprobung ◆ Ergonomietraining (z.B. Modellarbeitsplätze); motorisch-ergonomisches Training defizitärer Arbeitshaltungen und beruflicher Bewegungsabläufe ◆ berufsspezifische Ausgleichsgymnastik, im Beruf anwendbare Übungen ◆ kognitiv-verhaltenstherapeutische Therapieangebote ◆ Motivation, berufliche Stress- und Schmerzverarbeitung, Entspannungstechniken, Konfliktlöseverhalten, soziale Kompetenz ◆ berufsorientierte Beratung, Sozialberatung ◆ berufliche Neuorientierung: psycholog., berufspädagog. Eignungsuntersuchung, Belastungserprobung, Berufsfindung, Arbeitserprobung

Ergonomieschulungen für Rehabilitanden haben eine Motivations-, Informations- und Übungsfunktion. Sie vermitteln den Teilnehmern Kenntnisse über körpergerechte Arbeitshaltungen, körpergerechte Bewegungsabläufe, sachgerechtes Werkzeug sowie die Nutzung von Arbeitshilfen und verbinden dies mit praktischen Übungsteilen zur Einübung und Habitualisierung solcher Verhaltensmuster (z. B. Hartmann et al. 2004; Knörzer et al. 2005). Ergonomieschulungen unterscheiden sich erheblich von den allgemeinen Rückenschulen ohne konkreten Arbeitsweltbezug, die sich in der Vergangenheit nur begrenzt als wirkungsvoll erwiesen haben (Stößel/Michaelis 2001; Lühmann et al. 1998). Zu arbeitsplatznahen Rücken-Trainingsmodulen für Rehabilitanden mit chronischem Rückenschmerz siehe z. B. auch Greitemann (2006).

Die Einübung von Formen der berufsspezifischen Ausgleichsgymnastik und von arbeitsplatznah anwendbaren Übungen stellt einen weiteren Baustein berufsorientierter Rehabilitation dar. Er erweitert das Verhaltensrepertoire von Rehabilitanden zur Bewältigung einseitiger körperlicher beruflicher Belastungen (z.B. Knörzer et al. 2005).

Ein wesentliches Segment der beruflich orientierten Rehabilitation bilden die kognitiv-verhaltenstherapeutischen, tiefenpsychologischen u.a. Therapieangebote zur Berufs-/Arbeitsmotivation, zur Verarbeitung von Berufsstress, zur Vermittlung von Entspannungstechniken, zum Erwerb von Sozial- und Selbstkompetenz (z.B. Konfliktlöseverhalten), zum Empowerment (s. Koch et al. 1997; Koch et al. 2004; Hillert et al. 2004b, 2004c; Schaarschmidt et al. 2005).

Die Beratung zur Wiederaufnahme der Arbeit gehört zu den Aufgaben der medizinischen Rehabilitation. Außer Aspekten der Belastbarkeit im Beruf werden dabei auch ggf. praktische rentenrechtliche einschließlich finanzieller Aspekte thematisiert (s. Neuderth/Vogel 2002; Schott 2005b; Greitemann 2006). Die Leistungen der berufsbezogenen Sozialberatung schließen teilweise auch die Vermittlung praktischer Skills wie Bewerbungstraining ein.

Das berufsorientierte Reha-Assessment bei Reha-Beginn kann in die Empfehlung zu einer beruflichen Neuorientierung münden (Abb. 3).

Abbildung 3: Berufliche Neuorientierung in der medizinischen Rehabilitation*

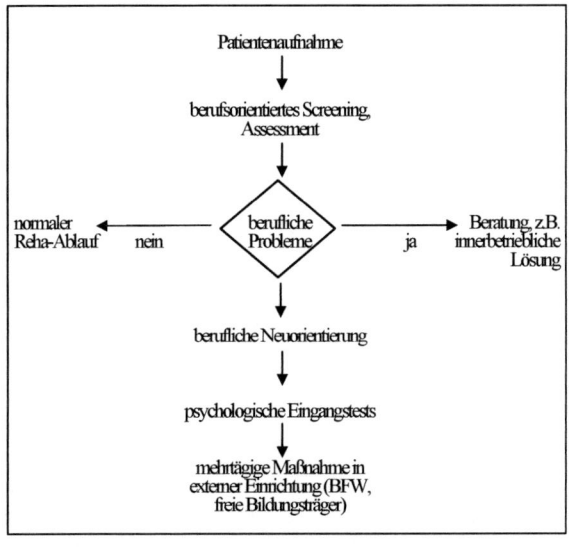

* nach Neuderth / Vogel (Hrsg) 2002: 129

Zunehmend verknüpfen Reha-Kliniken ihre medizinischen und psychosozialen Leistungen systematisch mit Angeboten der beruflichen Umorientierung für jene Patienten, die wegen ihrer Erkrankung bzw. Behinderung ihre bisherige Berufstätigkeit voraussichtlich nicht mehr ausüben können.

Eine Erhebung bei Berufsförderungswerken ergab, dass für orthopädische Erkrankungen 14 von 25 befragten Berufsförderungswerken (BFWen) eine strukturierte Kooperation mit Reha-Kliniken aufgebaut haben (Abb. 4). Dabei werden in 7 BFWen diese Patienten ambulant, in 6 BFWen stationär betreut, in einem Fall kommen BFW-Mitarbeiter in die Reha-Klinik. Die Maßnahmedauer beträgt bei 8 BFWen maximal eine Woche, bei 3 BFWen mehr als eine Woche, während von 3 anderen BFWen die Maßnahmen nach Bedarf gestaltet werden. Die Art der Maßnahmen reicht von der alleinigen Informationsveranstaltung über das betreffende BFW bis hin zu einem umfassenden Assessment mit Eingliederungsvorschlag (s. Winkelhake et al. 2003:31).

Zu weiteren Inhalten und Fallbeispielen berufsorientierter Maßnahmen im Rahmen der medizinischen Rehabilitation siehe die Übersicht bei Müller-Fahrnow et al. (2006).

Abbildung 4: Kooperation von Reha-Kliniken und BFWen:
  berufliche Neuorientierung bei orthopädischen Erkrankungen*

Kooperationsinhalte: Zumeist berufsbezogene Vorfeldmaßnahmen (Eignungsuntersuchung, Belastungserprobung, Berufsfindung, Arbeitserprobung, Eingliederungsvorschlag); selten nur Infoveranstaltung über das BFW.

- 56 % der BFWen: strukturierte Kooperation mit Reha-Kliniken:
  - 28 % der BFWen: ambulante Betreuung
  - 24 % der BFWen: stationäre Betreuung
  - 4 % der BFWen: BFW-Mitarbeiter kommt in Reha-Klinik

- 32 % der BFWen: Maßnahmedauer max. 1 Woche
- 12 % der BFWen: Maßnahmedauer > 1 Woche
- 9 % der BFWen: Maßnahmedauer nach Bedarf

Maßnahme teils während, teils direkt im Anschluss an die med. Reha

* Winkelhake et al. 2003

4   Integrationsunterstützende Maßnahmen

Ein drittes Aktionsfeld der beruflich orientierten medizinischen Rehabilitation besteht in spezifischen integrationsunterstützenden Maßnahmen für die Rückkehr zur Arbeit.

Wie viele Studien zeigten, haben für die Rückkehr zur Arbeit soziale und psychische Faktoren besonderes Gewicht. Der somatische Status bei Reha-Ende ist nicht der allein entscheidende Aspekt. Krankheitsbedingte Ängste, die Unsicherheit über das vorhandene Leistungsvermögen, die persönliche Lebenssituation und Arbeitsunfähigkeit am Reha-Ende wirken tendenziell negativ auf den Berufserhalt und die Wiedereingliederung. Daher wurde ein Bündel von Maßnahmen entwickelt und erprobt, um die Rückkehr zur Arbeit zu unterstützen und zu flankieren (s. auch Patzelt/Weber 2004). Zu den integrationsunterstützenden Maßnahmen gehören u.a. folgende Ansätze:

- vertiefte Sozialberatung
- konsiliarische Beratung Reha-Arzt - Betriebsarzt
- „Intensivierte Nachsorge" z.B. für arbeitsunfähige Rehabilitanden
- stufenweise Wiedereingliederung
- Kooperation von Reha-Einrichtungen mit BFWen u.a. beim Eingliederungsmanagement
- Kooperation mit Leiharbeitsfirma (Sprungbrett).

Ein Projekt erprobte z. B. eine „vertiefte Sozialberatung" für Rehabilitanden mit erhöhtem Risiko einer Frühberentung (Schott 2005b). Ziel war es, gemeinsam mit den Rehabilitanden eine detaillierte und tragfähige berufliche Perspektive zu erarbeiten. Auf der Grundlage von Eingangsassessments wurde für die „Risikogruppe" eine ziel- und problemorientierte Betreuung während der Reha durchgeführt. Es ergab sich eine signifikante Steigerung der Rückkehrrate zur Arbeit im Vergleich zur Kontrollgruppe.

In dem Modellprojekt eines großen Automobilherstellers wurde u. a. eine konsiliarische Beratung zwischen Betriebsarzt und Reha-Arzt erprobt. Sie ermöglichte a) durch das ärztlich abgestimmte Vorgehen den Abbau von Überforderungsängsten beim Rehabilitanden, b) eine abgestimmte, gemeinsame Auffassung von der beruflichen Belastbarkeit und Einsetzbarkeit des Rehabilitanden, c) eine verbesserte Aussagekraft der sozialmedizinischen Leistungsbeurteilung im Reha-Entlassungsbericht und d) die frühzeitige Einleitung notwendiger betrieblicher Maßnahmen seitens des Betriebsarztes (z. B. Einleitung einer stufenweisen Wiedereingliederung, ergonomische oder organisatorische Arbeitsplatzgestaltung, Arbeitsplatzwechsel, erforderliche berufsfördernde Leistungen u. a.) (Fachklinik Enzensberg et al. 2002). - Betriebsärztliche Dienste auch anderer Großbetriebe haben vergleichbare Vernetzungen zu relevanten Reha-Kliniken aufgebaut (Köpke 2004).

Auch die Rehabilitationsnachsorge wird genutzt, um die Rückkehr zur Arbeit zu unterstützen. Das Verfahren der ambulanten „intensivierten Nachsorge" („Ennepetaler Modell" in der kardiologischen Reha) für am Rehabilitationsende arbeitsunfähige Patienten fördert den Prozess der Krankheitsbewältigung, des Aufbaus von körperlichem Selbstvertrauen, der Verbesserung der Leistungsfähigkeit und hierüber die Motivation der Patienten zur Rückkehr in das Erwerbsleben. Hierüber konnte die Rückkehr zur Arbeit gesteigert werden (Karoff 1998).

Die stufenweise Wiedereingliederung ist gemäß SGB IX ein Instrument zur Erreichung der Teilhabe am Arbeitsleben. Aus der Literatur liegen positive Ergebnishinweise vor. Eine Studie über orthopädische Rehabilitanden mit stufenweiser Wiedereingliederung verzeichnete positive Effekte mit Blick auf Wiedereingliederungsquoten und Fehlzeitenentwicklung (Bürger 2004; Köpke 2004).

Im Rahmen des Eingliederungsmanagements nach § 84.2 SGB IX kristallisieren sich vereinzelt Kooperationen zwischen Rehabilitationsklinik und Berufsförderungswerken oder anderen Einrichtungen heraus.

Auch die Kooperation mit Leiharbeitsfirmen könnte eine Möglichkeit für die berufliche Eingliederung von Menschen mit Behinderung eröffnen. Solche Firmen vermitteln Personen entsprechend ihrem Beruf befristet in unterschiedliche Unternehmen. Es wird berichtet, dass Menschen mit Behinderung nicht schwerer befristet zu vermitteln seien als jene mit anderen Eingliederungsproblemen. Leiharbeit könne als eine Art „Sprungbrett" in das Erwerbsleben dienen (Brömser 2005). Allerdings setzt Leiharbeit seitens der Betroffenen Flexibilität wegen möglicher unterschiedlicher Einsatzorte voraus.

5 Betriebliches Eingliederungsmanagement

Der Auftrag der gesetzlichen Rentenversicherung zur Verhütung vorzeitiger Erwerbsminderung (SGB VI) und der Auftrag an die Betriebe zum betrieblichen Eingliederungsmanagement (§ 84.2 SGB IX) könnten künftig zu einer stärkeren kommunikativen Vernetzung von Rehabilitationseinrichtungen und Unternehmen führen (Abbildung 5).

Abbildung 5: Betriebliche Prävention und Rehabilitation

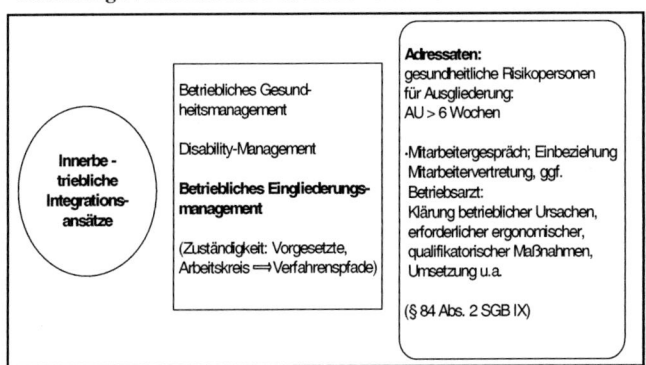

Innerbetriebliche Integrationsansätze	Betriebliches Gesundheitsmanagement	Adressaten: gesundheitliche Risikopersonen für Ausgliederung: AU > 6 Wochen
	Disability-Management	·Mitarbeitergespräch; Einbeziehung Mitarbeitervertretung, ggf. Betriebsarzt: Klärung betrieblicher Ursachen, erforderlicher ergonomischer, qualifikatorischer Maßnahmen, Umsetzung u.a.
	Betriebliches Eingliederungsmanagement (Zuständigkeit: Vorgesetzte, Arbeitskreis ⇒ Verfahrenspfade)	(§ 84 Abs. 2 SGB IX)

Großbetriebe und z.T. auch Mittelbetriebe haben in den vergangenen Jahren ein betriebliches Gesundheitsmanagement aufgebaut, um Beschäftigungsfähigkeit zu erhalten, zu fördern und einem gesundheitlich bedingten Arbeitsplatzverlust entgegenzuwirken (z.B. Craes et al. 2000; Leng et al. 2005; Somogyi 2005).

Disability Management bildet ein Handlungsfeld im Rahmen des betrieblichen Gesundheitsmanagements (Mehrhoff 2004), das Menschen mit Behinderung frühzeitig präventiv und rehabilitativ unterstützen, aktivieren und ihren Arbeitsplatz sichern soll.

Das betriebliche Eingliederungsmanagement fokussiert auf Beschäftigte mit einer Arbeitsunfähigkeitsdauer von mehr als 6 Wochen in den vergangenen 12 Monaten. Hier hat der Arbeitgeber mit der betrieblichen Interessenvertretung unter Zustimmung und Beteiligung des Betroffenen zu klären, wie Arbeitsunfähigkeit überwunden, mit welchen Hilfen Arbeitsunfähigkeit vorgebeugt und der Arbeitsplatz erhalten werden kann (s. Kranig 2005). Einige Groß- und auch Mittelbetriebe haben mit der Umsetzung dieser Vorgabe im Rahmen ihres betrieblichen Gesundheitsmanagements begonnen (z.B. Somogyi 2005; Leng et al. 2005). Hierüber könnten auch bessere Möglichkeiten des Kontakts zwischen Rehabilitationsklinik und Betrieb entstehen.

6 Aufwand, Barrieren der beruflich orientierten Rehabilitation

Dem Nutzen der beruflich orientierten Rehabilitation für die Erreichung von Rehabilitationszielen steht für die rehabilitierenden Einrichtungen ein erhöhter Aufwand gegenüber. So wurden für die „berufsgruppenorientierte" Rehabilitation, die in einer Rehabilitationsklinik über mehrere Jahre erfolgreich praktiziert wurde (Weiler et al. 2003), einige interne und externe Barrieren benannt, z.B.: Zeitbedarf für Durchführung und Auswertung tätigkeitsbezogener Assessments, erforderliches arbeitsmedizinisches Wissen von Ärzten bzw. Therapeuten, wirtschaftlicher Druck zur Auslastung der Therapiegruppen, erforderliche Spezialisierung von Kliniken, aufwendige Zusammenarbeit mit Betriebsärzten, Schulungsaufwand für Klinikpersonal, reorganisatorischer Aufwand (vgl. Josenhans et al. 2005). Auch solche Aspekte sind bei der künftigen Weiterentwicklung und Absicherung der beruflich orientierten medizinischen Rehabilitation zu reflektieren.

7 Resümee und Ausblick

Dieser Übersichtsbeitrag konnte nur einige Dimensionen und Aspekte anreißen. Auf die medizinisch-berufliche Rehabilitation der Phase II-Einrichtungen wurde nicht näher eingegangen (Schönle 2005).

Ein Umsetzungsprojekt im Reha-Forschungsverbund Bayern erhebt derzeit umfassend „Interventionsbausteine in der medizinischen Rehabilitation zur Bearbeitung berufsbezogener Rehabilitanden-Probleme" (Neuderth et al. 2004). Hierüber sind demnächst aktuelle und repräsentative Ergebnisse zur beruflich orientierten medizinischen Rehabilitation zu erwarten.

Literatur

Badura B, Schellschmidt H, Vetter C (Hrsg) (2004) Fehlzeitenreport 2003 – Wettbewerbsfaktor Work-Life-Balance. Berlin: Springer

BAR – Bundesarbeitsgemeinschaft für Rehabilitation (2001) Die Zukunft der Rehabilitation – Orientierungsrahmen für die Arbeit der Bundesarbeitsgemeinschaft für Rehabilitation ab 2001. In: Rehabilitation 40, 180-190

Biefang S, Potthoff P, Schliehe F (1998) Assessmentverfahren für die Rehabilitation. Göttingen: Hogrefe

BMBF/Deutsche Rentenversicherung (Hrsg) (2000) Forschung in der Rehabilitation. Gemeinsamer rehabilitationswissenschaftlicher Förderschwerpunkt des BMBF und der Rentenversicherung. Bonn, Frankfurt/M.

Brömser HP (2005) Beschäftigung schwerbehinderter und gleichgestellter Menschen in der Zeitarbeit. Vortrag beim „Zweiten Dresdner Gespräch Prävention und Rehabilitation", 15.11.2005, http://www.hvbg.de/ d/bgag/ veranst/dresdner gespraech /gespraech2 /index.html (Zugriff am 9.01.2006. 11:00.MEZ).

Bührlen B, Jäckel WH (2002) Teilstationäre und orthopädische Rehabilitation: Therapeutische Leistungen, Behandlungsergebnis und Kosten im Vergleich zur stationären Rehabilitation. In: Rehabilitation 41, 148-159

Bürger W, Dietsche S, Morfeld M, Koch U (2001) Multiperspektivische Einschätzungen zur Wahrscheinlichkeit der Wiedereingliederung von Patienten ins Erwerbsleben nach orthopädischer Rehabilitation – Ergebnisse und prognostische Relevanz. In: Rehabilitation 40, 217-225

Bürger W. (2004) Stufenweise Wiedereingliederung nach orthopädischer Rehabilitation – Teilnehmer, Durchführung, Wirksamkeit und Optimierungsbedarf. In: Rehabilitation 43, 152-161

Bürger W, Deck R, Dietsche S, Koch U, Raspe H (2004) „SIBAR" (Screening-Instrument Beruf und Arbeit in der Rehabilitation). Entwicklung und Implementierungsmöglichkeiten eines generischen Screening-Instrumentes zur Identifikation von beruflichen Problemlagen und des Bedarfes an berufsorientierten und beruflichen Rehabilitationsleistungen. http://www.sozmed.uni-luebeck.de/Projekte/Reha/ projekt_SIBAR.htm (Zugriff am 18.01.2006.10:50.MEZ)

Craes U, Mezger E, Badura B (Hrsg) (2000) Erfolgreich durch Gesundheitsmanagement. Gütersloh: Verlag Bertelsmann Stiftung

Dorfmüller-Küchlin S, Schlennstedt D, Voigt-Radloff S (1998) Das Physiotherapeutische Assessment. In: Krankengymnastik – Zeitschrift für Physiotherapeuten 50, 1711-1723

Erbstößer S, Nellessen G, Schuntermann M (2003) FCE Studie - FCE Systeme zur Beurteilung der arbeitsbezogenen Leistungsfähigkeit. Bestandsaufnahme und Experteneinschätzung, hgg. vom VDR. Frankfurt/M.: DRV Schriften, Band 44

Fachklinik Enzensberg, AUDI AG, AUDI BKK, LVA Oberbayern (2002) Verzahnung von medizinischer Rehabilitation und beruflicher Reintegration. Forschungsbericht, zweite überarbeitete Auflage

Greitemann B, Dibbelt S, Buschel C. Das Integrierte Orthopädisch-Psychosomatische Behandlungskonzept der Klinik Münsterland – Konzept & Ergebnisse (IopKo)

http://www.drv-westfalen.de/internet/klinik-muensterland/muensterport.nsf/ispvwLau (Zugriff am 18.01.2006. 10:55.MEZ)

Haaf HG, Schliehe F (2001) Wie wirksam ist die medizinische Rehabilitation? Übersicht zu den häufigsten Krankheitsgruppen (Teil 1, 2). In: Wirtschaftspsychologie, 111-124, 168-177

Haaf HG (2005) Ergebnisse zur Wirksamkeit der Rehabilitation. In: Rehabilitation 44, 259-276

Hartmann B, Hanse J, Hauck A (2004) Berufsbezogenes ergonomisches Trainingsprogramm in der Rehabilitation: RehaBau. In: GfA (Hrsg) Arbeit und Gesundheit in effizienten Arbeitssystemen. Dortmund: GfA-Press, 175-178

Hillert A, Staedtke D, Koch S, Cuntz U (2004a) Wie leistungsfähig sind psychosomatische Patienten im Beruf? Selbst- und Fremdeinschätzung von Patienten und Vorgesetzten im Vergleich – Ergebnisse einer kontrollierten Evaluation der Beruflichen Belastungserprobung (BE) in der psychosomatischen Rehabilitation. In: VDR (Hrsg) 13. Rehabilitationswissenschaftliches Kolloquium. Frankfurt/M.: VDR, 228-230

Hillert A, Koch S, Haller H (2004b) Berufsbezogene Therapiemaßnahmen in der psychosomatischen und medizinischen Rehabilitation: Forschungsstand, Praxis und Perspektiven. In: Rehabilitation 43, 390-391

Hillert A, Cuntz U, Knickenberg J, Beutel ME (2004c) Projektantrag „Entwicklung und Evaluation eines indikationsübergreifenden Schulungsmoduls zur beruflichen Orientierung in der medizinischen Rehabilitation mit niederschwelligem Zugang". Bad Neustadt/Saale, Gießen, Prien/Chiemsee

Hüppe A, Raspe H (2003) Die Wirksamkeit stationärer medizinischer Rehabilitation in Deutschland bei chronischen Rückenschmerzen: eine systematische Literaturübersicht 1980 - 2001. In: Rehabilitation 42, 143-154

Hüppe A, Raspe H (2005) Zur Wirksamkeit von stationärer medizinischer Rehabilitation in Deutschland bei chronischen Rückenschmerzen: Aktualisierung und methodenkritische Diskussion einer Literaturübersicht. In: Rehabilitation 44, 24-33

Josenhans J, Arlt AC, von Bodman J, Hartmann B, Weiler S (2005) Barrieren bei der Umsetzung berufsorientierter Rehabilitationskonzepte. In: VDR (Hrsg) 14. Rehabilitationswissenschaftliches Kolloquium. Frankfurt/M.: VDR, 268-270

Kaiser H, Kersting M, Schian HM (2000a) Der Stellenwert des Arbeitssimulationsgerätes ERGOS als Bestandteil der leistungsdiagnostischen Begutachtung. In: Rehabilitation 39, 175-184

Kaiser H, Kersting M, Schian HM, Jacobs A, Kasprowski D (2000b) Der Stellenwert des EFL-Verfahrens nach Susan Isernhagen in der medizinischen und beruflichen Rehabilitation. In: Rehabilitation 39, 297-306

Karoff M (1998) Optimierung der beruflichen Reintegration in der kardiologischen Rehabilitation durch Vernetzung von medizinischer und beruflicher Rehabilitation. In: Bundesversicherungsanstalt für Angestellte (Hrsg) Rehabilitation 1998, Berlin, 54-71

Kinne G, Elsässer D, Best S, Jost S, Zschache R (2002) Regionale Vernetzung medizinischer und beruflicher Rehabilitation: Das Bad Krozinger Modell. In: Rehabilitation 41, 336-342

Klosterhuis H, Zwingmann C, Gerwinn H (2005) Umsetzung von Forschungsergebnissen in die Rehabilitationspraxis und Effekte auf den Ausbau und die Stabilisierung der rehabilitationswissenschaftlichen Infrastruktur aus der Sicht der Rentenversicherung. In: Rehabilitation 44, 316-322

Knörzer J, Presl R, Stern H, Müller-Fahrnow W, Hansmeier Th, Landau K, Brauchler R, Sinn-Behrendt A, Bopp V (2005) Orientierender Überblick über Strukturen, Inhalte, erste Studienergebnisse zur medizinisch-berufsorientierten Rehabilitation für orthopädische Rehabilitanden. In: VDR (Hrsg) 14. Rehabilitationswissenschaftliches Kolloqium. Frankfurt/M.: VDR, 264-266

Koch U, Bürger W, Schulz H, Glier B, Rodewig K (1997) Berufsbezogene Behandlungsangebote in der psychosomatischen Rehabilitation: Bedarf und Konzeption. In: Deutsche Rentenversicherung 52, 548-574

Koch U, Buschmann-Steinhage (2005) Förderschwerpunkt „Rehabilitationswissenschaften" – Ergebnisse, Erfahrungen, Perspektiven. In: Rehabilitation 44, 257-258

Koch F, Hillert A, Hedlund S, Cuntz U (2004) Effekte einer berufsbezogenen Therapiegruppe in der stationären psychosomatischen Rehabilitation zum Entlassungszeitpunkt: Ergebnisse einer kontrollierten Evaluationsstudie. In: VDR (Hrsg) 13. Rehabilitationswissenschaftliches Kolloquium. Frankfurt/M.: VDR, 224-226

Köpke KH (2004) Nachsorge in der Rehabilitation. Eine Studie zur Optimierung von Reha-Leistungen in der gesetzlichen Rentenversicherung. Lübeck/Hamburg: LVA Schleswig-Holstein

Kranig A (2005) Überblick über Strukturen und Instrumente des SGB IX: Unterstützung für das Unternehmen bei der Wiedereingliederung. Vortrag beim „Zweiten Dresdner Gespräch Prävention und Rehabilitation", 15.11.2005. http://www.hvbg.de /d/bgag/veranst/dresdner gespraech/ gespraech2/index.html (Zugriff am 19.01.2006. 11:00.MEZ)

Landau K, Bopp V, Brauchler R, Presl R, Stern H, Knörzer J (2003) Integration arbeits- und verhaltensergonomischer Trainingseinheiten in die Rehabilitation auf der Basis eines berufsorientierten Anforderungs- und Fähigkeitsabgleiches. In: VDR (Hrsg) 12. Rehabilitationswissenschaftliches Kolloquium. Frankfurt/M.: VDR, 274-275

Leng R, Bergner R, Bayer K (2005) Betriebliches Gesundheitsmanagement. Vortrag beim „Zweiten Dresdner Gespräch Prävention und Rehabilitation", 15.11.2005. http://www.hvbg.de/d/bgag/veranst/dresdner gespraech /gespraech2/index.html (Zugriff am 19.01.2006. 11:10.MEZ)

Lühmann D, Kohlmann T, Raspe H (1998) Die Evaluation von Rückenschulprogrammen als medizinische Technologie. Baden-Baden: Nomos

Mau M, Merkesdal S, Busch T, Bauer J (2002) Prognose der sozialmedizinischen Entwicklung ein Jahr nach teilstationärer oder stationärer Rehabilitation wegen Dorsopathie. In: Rehabilitation 41, 160-166

Mehrhoff F (Hrsg) (2004) Disability Management. Strategien zur Integration von behinderten Menschen in das Arbeitsleben. Stuttgart: Gentner

Meier RK, Disse O, Knörzer J (1999) Berufliche Orientierung in der Medizinischen Rehabilitation der Rentenversicherung. In: VDR (Hrsg) 8. Rehabilitationswissenschaftliches Kolloquium. Frankfurt/M.: VDR, 100-101

Müller-Fahrnow W, Greitemann B, Radoschewski FM, Gerwinn H, Hansmeier T (2005) Berufliche Orientierung in der medizinischen Rehabilitation und Leistungen zur Teilhabe am Arbeitsleben. In: Rehabilitation 44, 287-296

Müller-Fahrnow W, Hansmeier T, Karoff M (Hrsg) (2006)Wissenschaftliche Grundlagen der medizinisch-beruflich orientierten Rehabilitation. Lengerich: Pabst Science Publishers

Neuderth S, Vogel H (Hrsg) (2002) Berufsbezogene Maßnahmen in der medizinischen Rehabilitation – bisherige Entwicklungen und aktuelle Perspektiven. Frankfurt/M.: BAR

Neuderth S, Vogel H, Wolf HD, Faller H (2004) Konzepte für die systematische Sammlung und wissenschaftliche Bewertung von Interventionsbausteinen zur gezielten Bearbeitung beruflicher Problemlagen während der medizinischen Rehabilitation. Würzburg

Patzelt C, Weber A (2004) Teilhabe am Arbeitsleben durch Prävention und medizinische Rehabilitation - Ergebnisse einer Tagung des Forschungsverbundes Rehabilitationswissenschaften Sachsen-Anhalt/Mecklenburg-Vorpommern am 25./26.03.2004. In: Rehabilitation 43, 179-183

Rische H (1998) Perspektiven der Rehabilitation der Rentenversicherung. In: Bundesversicherungsanstalt für Angestellte (Hrsg) Rehabilitation 1998. Berlin, 16-27

Roth S, Ehlebracht-König I, Bönisch A, Hirschler G, Thiel M, Mau W (2005) Verlauf der Berufsplanung für Patienten mit Erkrankungen der Bewegungsorgane nach berufsorientierter medizinischer Rehabilitation. In: VDR (Hrsg) 14. Rehabilitationswissenschaftliches Kolloquium. Frankfurt/M.: VDR, 266-268

Schaarschmidt U, Heitzmann B, Rudolf S, Krug K (2005) Fit für den Beruf - Entwicklung und Evaluation eines Patientenschulungsprogramms zur Unterstützung gesundheitsförderlichen Verhaltens und Erlebens gegenüber den beruflichen Anforderungen. http://www.persoenlichkeitspsychologie-potsdam.de/Rehabilitation.htm (Zugriff am 18.01.2006. 11:00.MEZ)

Schian HM (1996) Die Einschätzung von Fähigkeiten und Arbeitsanforderungen an der Schnittstelle zwischen medizinischer und beruflicher Rehabilitation. In: Rehabilitation 35, 19-22

Schian HM, Kaiser H (2000) Profilvergleichssysteme und leistungsdiagnostische, EDV-gestützte Technologie - Ihr Einsatz zur Verbesserung der Beantwortung sozialmedizinischer Fragestellungen und Begutachtungen sowie der Planung von Rehabilitationsmaßnahmen. In: Rehabilitation 39, 56-64

Schott T (2005a) Determinanten der Ausgliederung und Ansatzpunkte einer zielorientierten Beratung zur Rückkehr zur Arbeit nach einer schweren Herzerkrankung. In: ders. (Hrsg) Eingliedern statt ausmustern. Weinheim: Juventa, 151-164

Schott T (2005b) Zielorientierte Beratung zur Rückkehr zur Arbeit. http://forschung.deutsche-rentenversicherung.de/ForschPortalWeb /contentAction.do? r... (Zugriff am 18.01.2006. 10:45.MEZ)

Schönle P (2005) Integrierte medizinisch-berufliche Rehabilitation. Zusammenfassung der Beiträge der Tagung am 22./23.11.2005. Berlin (Veröffentlichung der Vorträge in Vorbereitung)

Slesina W (2002) FEBA – Fragebogen zur subjektiven Einschätzung der Belastungen am Arbeitsplatz. In: Bundesanstalt für Arbeitsschutz und Arbeitsmedizin / Praxis / Toolbox, update 16.06.02, (http://baua.de/toolbox/static/ feba.htm)

Slesina W, Weber A, Weber U, Schian HM (2004) Berufliche Orientierung in der medizinischen Rehabilitation zum Erhalt des Erwerbslebens. Hamburg: Feldhaus Verlag

Somogyi C (2005) Entwicklung des Gesundheitsmanagements bei der Fraport AG. Vortrag beim „Zweiten Dresdner Gespräch Prävention und Rehabilitation", 15.11.2005. http://www.hvbg.de/d/bgag/veranst/ dresdner gespraech/gespraech2/index.html (Zugriff am 19.01.2006. 11:00.MEZ)

Stößel U, Michaelis M (2001) Interventionsstrategien und evaluierte Effekte betrieblicher Gesundheitsförderung zur Verhütung arbeitsbedingter Muskel- und Skelett-Erkrankungen. In: Pfaff H, Slesina W (Hrsg) Effektive betriebliche Gesundheitsförderung. Weinheim: Juventa, 63-73

VDR – Verband Deutscher Rentenversicherungsträger (Hrsg) (2003a) VDR-Statistik Rentenzugang des Jahres 2002, Bd. 145. Frankfurt/M.

VDR – Verband Deutscher Rentenversicherungsträger (Hrsg) (2003b) VDR-Statistik Rehabilitation 2002, Bd. 146. Frankfurt/M.

Vogel H, Neuderth S, Wolf HD, Igl W, Faller H (2004) Entwicklung und Validierung eines generischen Screening-Instruments zur Identifikation von beruflichen Problemlagen und dem Bedarf an berufsorientierten und beruflichen Rehabilitationsleistungen. Würzburg

Voigt-Radloff S, Schochat T, Heiss HW (2000) Das Ergotherapeutische Assessment: Feldstudie zu Akzeptanz, Praktikabilität und Prozessqualität. In: Rehabilitation 39, 255-261

Weiler SW, Thrams C, Josenhans J, v. Bodman J, Hartmann B, Hanse J, Hauck A, Wussow A, Kessel R (2003) Verwendung etablierter Assessmentinstrumente zur arbeitsmedizinischen Bewertung einer speziell arbeitsplatzbezogenen Rehabilitation bei Bauarbeitern. In: VDR (Hrsg) 12. Rehabilitationswissenschaftliches Kolloquium. Frankfurt/M.: VDR, 304-306

Winkelhake U, Schutzeichel F, Niemann O, Daalmann HH (2003) Die berufsorientierte medizinische Rehabilitation (BOR) bei Funktionseinschränkungen aufgrund orthopädischer Erkrankungen. In: Rehabilitation 42, 30-35

Zwerenz R, Knickenberg RJ, Vorndran A, Beutel ME (2004) Kurz- und langfristige Ergebnisse einer kontrollierten Studie zur beruflichen Belastungserprobung als therapeutisches Modul innerhalb der stationären psychosomatischen Rehabilitation. In: VDR (Hrsg) 13. Rehabilitationswissenschaftliches Kolloquium. Frankfurt/M.: VDR, 231-233

Zwingmann C, Moock J, Kohlmann T (2005) Patientennahe Assessmentinstrumente in der deutschsprachigen Rehabilitationsforschung – Aktuelle Entwicklungen aus dem Förderschwerpunkt „Rehabilitationswissenschaften". In: Rehabilitation 44, 307-315

Aufbau einer beruflich orientierten Reha - Erfahrungen aus einem Projekt mit der Bavaria-Klinik

Kurt Landau

1 Einleitung

Beruflich orientierte Rehabilitation (MBO) wird inzwischen an vielen Kliniken angeboten. Oft fehlt es dabei an einer glaubwürdigen arbeitsplatzbezogenen Durchführung. Es scheint in vielen MBO-Anwendungen, die mittlerweile in Deutschland stattfinden, die berufliche Seite, d.h. der Arbeitsplatz, zu kurz zu kommen. Das liegt sicherlich auch daran, dass für viele medizinisch und therapeutisch ausgebildete Mitarbeiter der Kliniken der industrielle Arbeitsplatz, beispielsweise eines Monteurs am Band bei Opel, sehr fremd ist.

Medizinisch berufsorientierte Rehabilitation heißt, den Patienten, sofern sie noch Arbeitsplätze haben, konkrete ergonomische Erkenntnisse, vor allem zur Prävention, in die Betriebe mitzugeben. Durch diese proaktive Vorgehensweise wird der kurative Ansatz, der in der Klinik üblich ist, ergänzt.

2 Aktuelle Forschung in den Bavaria-Kliniken

Im Folgenden sollen Projekte aus drei Bavaria-Kliniken vorgestellt werden. In der Klinik in Freyung wurde in den letzten Jahren ein Modellvorhaben der LVA Westfalen und der BfA durchgeführt. In der Bavaria-Klinik in Kissingen wurde die Kontrollgruppe ohne Interventionen rekrutiert. Seit einiger Zeit gibt es in der Klinik in Kreischa einen neuen MBO-Ansatz, allerdings mit einem anderen Patientenkollektiv. MBO-Leistungen während eines Klinikaufenthalts werden seit 2000 angeboten. Insgesamt gibt es damit etwa fünf Jahre Erfahrung, vor allem mit Patienten aus der Orthopädie, aus der Neurologie und der Onkologie.

Das Besondere an dem Bavaria-Ansatz der MBO Rehabilitation ist in Abbildung 1 dargestellt.

Abbildung 1: MBO Rehabilitation

Fallgruppenspezifische MBO Rehabilitation					
Pädagogisch-Psychologische Beratung	Ausgleichs-Gymnastik	Ergonomie-Schulung	Training an Modell-Arbeitsplätzen	Beratung in Arbeitsplatz- und Verhaltens-Ergonomie	Bavaria Work Hardening
	Ergotherapie	MERST			

Berufsorientierte BRA-Diagnostik, EFL-Testung

MBO-Rehabilitations-Leistungen Arbeitsintegration, Erwerbsfähigkeit, Wiedereingliederung, Arbeitsplatzerhalt bei Leistungsgeminderten

Basisleistungen - Med. Rehabilitation (Wieder)-Herstellung der Funktionsfähigkeit, Krankheitsbewältigung und Sekundärprävention

MBO Rehabilitation umfasst neben pädagogisch-psychologischer Beratung, Ausgleichsgymnastik, berufsspezifischem Funktionstraining und Ergotherapie vor allem eine Ergonomieschulung und ein konkretes Training an Modellarbeitsplätzen. Des Weiteren werden Beratungen in Arbeitsplatz- und Verhaltensergonomie angeboten. In ausgewählten Fällen - auch bei längeren Aufenthalten oder bei mehrmaligen Aufenthalten - kommt es bis zum work hardening, also dem Wieder-Fit-Machen für einen achtstündigen Arbeitstag.

Die Punkte, die mit 'Ergonomie' überschrieben werden können, machen das Besondere dieses Bavaria-Ansatzes aus. Pro Patient und Maßnahme ergeben sich zwölf Stunden Arbeitsplatz- und Ergonomietraining pro Aufenthalt. Das Training beginnt am dritten Kliniktag, vorausgesetzt, dass der Arzt die entsprechende Freigabe erteilt hat. Das kann allerdings nur gelingen, wenn die Klinik über ergonomisch gut ausgebildete Trainer verfügt.

In den Bavaria-Kliniken wird die Ergonomie-Ausbildung der Trainer jetzt mittlerweile im siebten Jahrgang durchgeführt und umfasst knapp 200 Unterrichtsstunden. Fünfzig Prozent der Ausbildungszeit bezahlt die Klinik, die andere Hälfte bringt der Mitarbeiter in Form von Freizeit ein.

Abbildung 2: Voraussetzungen für MBO

> **Voraussetzungen schaffen**
>
> für ergonomisch gut ausgebildete Trainer
> - Ergonomie und Berufskunde
> - 192 Stunden Ausbildung berufsbegleitend wurden bislang 150 Bavaria MA über etwa 9 - 12 Monate ergonomisch ausgebildet
> - Abschlussprüfung
> - Euro-Ergonom möglich

Die Ausbildung schließt nach einem dreiviertel Jahr mit einer mündlichen Prüfung ab. Inzwischen gibt es in den Bavaria-Kliniken den ersten zertifizierten Euro-Ergonom, vermutlich ist er innerhalb der EU der einzige Euro-Ergonom in einer Rehabilitationsklinik. Das Curriculum dieser Ausbildung (vgl. Abbildung 2) besteht zu etwa einem Drittel aus Grundlagen der ergonomischen Arbeitsgestaltung und zu zwei Dritteln aus Berufskunde. Die zwei Drittel des Curriculums Berufskunde decken die 15 wichtigsten Berufsgruppen, aus denen Patienten in die Klinik kommen, ab, also vom Bau bis hin zu Bürotätigkeiten. Das ist Wissen, das normalerweise den Therapeuten fehlt. Physiotherapeuten, Sportergotherapeuten, Sozialpädagogen und auch Chefärzte nehmen an den Kursen teil. Wenn es nicht gelingt, den Rückhalt der Chefärzte zu erreichen, sollte auf das MBO-Programm verzichtet werden.

3   Bavaria-Rehabilitanden-Assessment: BRA®

Bei der MBO-Maßnahme hat BRA® - Bavaria-Rehabilitanden-Assessment - eine Schlüsselrolle. Es ist gewissermaßen das Steuerungsinstrument (Abbildung 3). Damit gelingt es, den Patienten engpassbezogen, individuell nach der Berufsanamnese und nach seinem Leiden durch den Klinikaufenthalt zu steuern. BRA® wurde vor etwa fünf Jahren entwickelt, nachdem an vielen anderen Fällen außerhalb der Klinik damit schon Erfahrung gesammelt werden konnte. Nachfolgende Abbildung zeigt den Anforderungs- und Fähigkeitsabgleich.

Abbildung 3: Berufsorientierter Anforderungs- und Fähigkeitsabgleich

> **Screeening-Erhebung eines** individuellen, berufsorientierten Anforderungsprofils und eines
> - individuellen, berufsunabhängigen Fähigkeitsprofils
>
> **Erhärten der Screening-Ergebnisse mit**
> - berufsorientiert engpassbezogenen Tests zur Evaluation der funktionellen und psychomentalen Leistungsfähigkeit
>   - als Entscheidungsgrundlage
>   - für therapeutische und berufsfördernde Maßnahmen

Bei der Anwendung des BRA® durch Arbeitsmediziner auf der Anforderungsseite, durch die Stationsärzte auf der Fähigkeitsseite sowie durch Therapeuten im Rahmen der Teamsitzungen ist das Ziel, eine Eignungsaussage zu machen: was kann der Patient noch, was kann er nur bedingt und was kann er nicht mehr. Dabei beziehen sich die Aussagen im Regelfall auf den bisherigen Arbeitsplatz. Wenn der Patient keinen Arbeitsplatz mehr hat, beziehen sich die Aussagen auf den gelernten Beruf oder auf den Zielarbeitsplatz des Rehabilitanden. Dabei werden auch die typische Arbeitsorganisation, Schicht und Pausen, die vorherrschenden Umgebungseinwirkungen wie Lärm, Klima, Schwingungen, Beleuchtung, Schadstoffe, Arbeitsschutzmittel, die getragen werden müssen, und das Hantieren von Lasten erfragt.

Die Basis für die Einstufung ist mindestens ein Kurz-EFL. Das Ergebnis des EFL wird in das BRA® integriert. Es wird abgefragt, welche Körperhaltungen und Bewegungen eingenommen werden müssen sowie wie die Extremitäten eingesetzt werden. Wichtig ist auch der psychomentale Bereich und das psycho-soziale Arbeitsumfeld. Abbildung 4 veranschaulicht das Modell.

Abbildung 4: Belastungsfaktoren des Bavaria-Rehabilitanden-Assessment

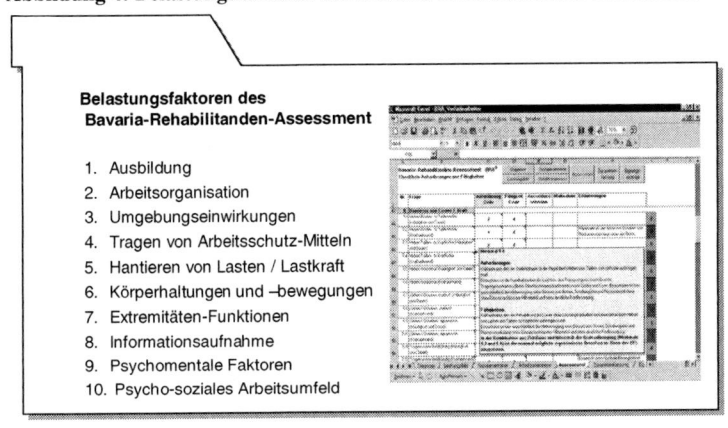

Belastungsfaktoren des Bavaria-Rehabilitanden-Assessment

1. Ausbildung
2. Arbeitsorganisation
3. Umgebungseinwirkungen
4. Tragen von Arbeitsschutz-Mitteln
5. Hantieren von Lasten / Lastkraft
6. Körperhaltungen und –bewegungen
7. Extremitäten-Funktionen
8. Informationsaufnahme
9. Psychomentale Faktoren
10. Psycho-soziales Arbeitsumfeld

Insgesamt sind es mehr als 85 Items oder Merkmale, die der Arbeitsmediziner für die Arbeitsplatzseite im Dialog mit dem Patienten beantwortet und die der Stationsarzt respektive das Team für die Fähigkeitsseite (also: Was kann der Patient noch?) beantwortet. Die Differenz zwischen beiden wird im Ampelschema deutlich gemacht (Abbildung 5):

- Grün = Arbeitsausführung ist ohne Einschränkung möglich
- Gelb = Arbeit kann mit geringer Einschränkung weiterhin ausgeführt werden
- Rot = Arbeitsausführung ist nur mit großer Einschränkung möglich.

Abbildung 5: BRA®-Eignungsaussage

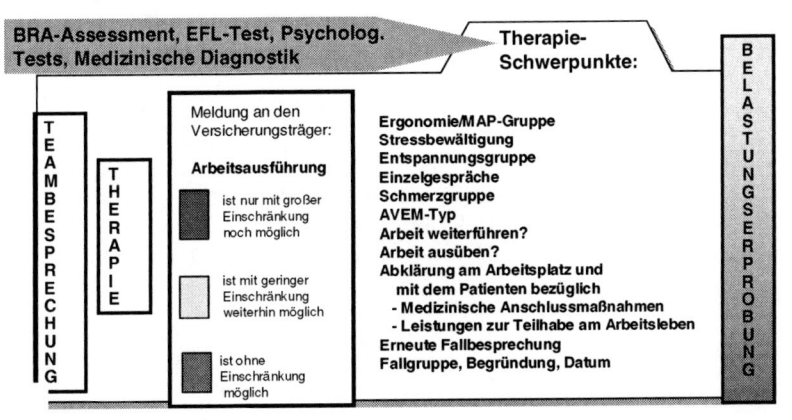

BRA-Assessment, EFL-Test, Psycholog. Tests, Medizinische Diagnostik → Therapie-Schwerpunkte:

TEAMBESPRECHUNG | THERAPIE | Meldung an den Versicherungsträger: | Therapie-Schwerpunkte | BELASTUNGSERPROBUNG

Arbeitsausführung:
- ist nur mit großer Einschränkung noch möglich
- ist mit geringer Einschränkung weiterhin möglich
- ist ohne Einschränkung möglich

Therapie-Schwerpunkte:
- Ergonomie/MAP-Gruppe
- Stressbewältigung
- Entspannungsgruppe
- Einzelgespräche
- Schmerzgruppe
- AVEM-Typ
- Arbeit weiterführen?
- Arbeit ausüben?
- Abklärung am Arbeitsplatz und mit dem Patienten bezüglich
  - Medizinische Anschlussmaßnahmen
  - Leistungen zur Teilhabe am Arbeitsleben
- Erneute Fallbesprechung
- Fallgruppe, Begründung, Datum

BRA® ist mit Richtbeispielen versehen, so dass es zu einer sehr zuverlässigen Einstufung der Therapeuten und Mediziner kommt. Es ist wichtig, dass präzise, nachvollziehbare Einstufungen zustande kommen, die auch der Nachprüfung, etwa durch den Kostenträger, standhalten.

Nach dem Einsatz von BRA® erfolgt die weitergehende Patientensteuerung. Alle Patienten bekommen eine Ergonomiegrundinformation und das Repertoire von Stressbewältigung bis hin zum work hardening wird vermittelt, je nach dem, was sinnvoll ist. Das geschieht nicht mechanistisch, sondern immer im Dialog mit dem Patienten. Natürlich gibt es bei den Patienten auch eine Reihe von Verweigerern. Nachdem sie zum ersten Mal eine Palette mit Mauersteinen gesehen haben, sind sie der Meinung, dass sie massiert werden sollen und keine Steine schleppen müssen. Aber viele Patienten können überzeugt werden. Letztendlich liegt bei ca. 20 bis 25 % der Patienten eine Verweigerungshaltung vor.

Die zweite und dritte Rehabilitationswoche ist konkret den therapeutischen Anwendungen vorbehalten. Eine besondere Rolle spielen das Training am Modellarbeitsplatz und gezielte therapeutische Maßnahmen, die in den Gelb-Rot-Bereichen, wie sie in Abbildung 5 dargestellt sind, ansetzen.

4 Ergebnisse I

Inzwischen liegen Ergebnisse über einige tausend Patienten vor. Erwartungsgemäß wurden die größten Anforderungs-Fähigkeits-Differenzen im Bereich Wirbelsäule gefunden, allerdings auch im Bereich der psychomentalen Arbeitsbewältigung. Es gibt Patienten mit Multimorbidität, mit vielfältigen Defiziten, und auch Patienten, die vorrangig aus präventiven Gesichtspunkten in die Rehabilitation kommen. Abbildung 6 zeigt die wichtigsten Berufsgruppen: Pflege, Bau, Kassenarbeit, Agro, Handel, Fahrer, Montage. Je breiter die Spalte ist, umso mehr Patienten befinden sich in dieser Berufsgruppe. In der ersten Spalte stehen die verschiedenen Belastungen der Rehabilitanden.

Wenig überraschend ist, dass der Schwerpunkt für die Pflegeberufe bei Wirbelsäulenerkrankungen oder vielfältigen Defiziten liegt. Für Beschäftigte im Bau sieht es ebenso aus. Im Handel gibt es dagegen wenige Defizite, offensichtlich spielt die Prävention eine große Rolle. Oft sind es auch psycho-mentale Gründe, warum Patienten in die Reha kommen und weshalb sie wieder für den Arbeitsplatz fit gemacht werden sollen.

Abbildung 6: Belastungen nach Berufsgruppen

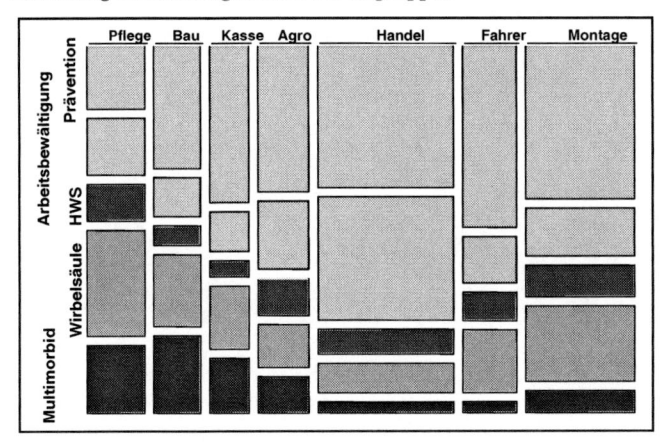

Es stellt sich die Frage, was mit einer MBO-Maßnahme tatsächlich erreicht werden kann? Es ist klar, dass den Patienten keine völlig neue Arbeitsplatzgestaltung mitgeben werden kann. Das würde beim Arbeitgeber den Eindruck erwecken, dass die Patienten in der Klinik in irgendeiner Weise gegen ihn mobilisiert werden. D.h. also, das Repertoire, das vor allem zur Verfügung steht, liegt in der Verhaltensergonomie. Die Patienten werden auf bestimmte Verhaltensweisen hingewiesen, zum Beispiel beim Bücken und Heben. Aber es gibt auch viele Dinge, die nicht so offensichtlich sind. Die Patienten lernen beispielsweise auch kleine technische Hilfsmittel kennen. Jeder Patient bekommt einen Flyer für seine Berufsgruppe mit nach Hause, aus dem er erkennen kann, was im Einzelnen noch gemacht werden könnte. Ferner dient der Flyer als Gedächtnisstütze.

BRA® ist also Ausgangspunkt der Patientensteuerung und auch dessen, was dem Patienten mitgeben werden kann. Dabei ist das 'Mitgeben' sowohl im psychischen als auch im physischen Sinn gemeint.

Abbildung 7 zeigt ein weiteres Beispiel aus dem Bereich Bau. Es handelt sich um eine Aufnahme, mit der auf das Thema 'Heben von schweren Lasten' aufmerksam gemacht werden soll. Es wird gezeigt, was an den Modellarbeitsplätzen passiert. Der Euro-Ergonom verdeutlicht dem Patienten sehr betont die richtige Hebeweise.

Abbildung 7: Training an Modellarbeitsplätzen

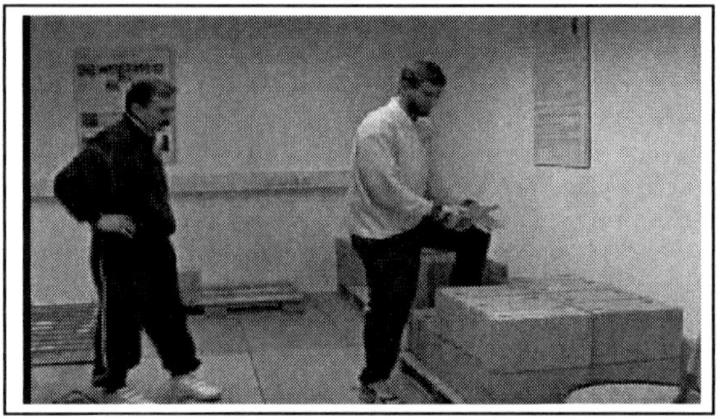

Mit den Betroffenen wird auch eine Kosten-Nutzen-Rechnung durchgeführt. Auf der einen Seite der Rechnung gibt es den Arbeitsplatz, wie er in der Wirklichkeit ist, und dann zum Vergleich einen idealisierten Arbeitsplatz, um den Patienten deutlich zu machen, worauf es ankommt. Oft ist der Patient mit einer Kosten-Nutzen-Rechnung überfordert. Dann erfolgt diesbezüglich der Kontakt zum Arbeitgeber und Kostenträger.

Es ist wichtig, in der Klinik realitätsnah Modellarbeitsplätze darbieten zu können. In Freyung gibt es zum Beispiel drei vollendet gestaltete ergonomische Büroarbeitsplätze (Abbildung 8).

Abbildung 8: Training am Büroarbeitsplatz

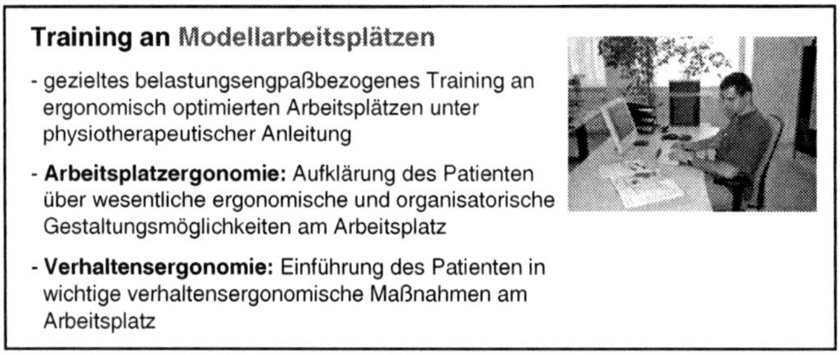

Training an Modellarbeitsplätzen

- gezieltes belastungsengpaßbezogenes Training an ergonomisch optimierten Arbeitsplätzen unter physiotherapeutischer Anleitung

- **Arbeitsplatzergonomie:** Aufklärung des Patienten über wesentliche ergonomische und organisatorische Gestaltungsmöglichkeiten am Arbeitsplatz

- **Verhaltensergonomie:** Einführung des Patienten in wichtige verhaltensergonomische Maßnahmen am Arbeitsplatz

5 Virtuelle Arbeitsplätze

Bei einer großen Anzahl einzelner Modellarbeitsplätze ist eine Virtualisierung der MBO angezeigt, um eine noch größere Zahl von Berufsgruppen betreuen zu können. Ferner sollen auch schlechte Arbeitsplätze gestaltet werden, um Negativbeispiele zu verdeutlichen. Dort kann dem Patienten die Verstellbarkeit der Arbeitsplätze erklärt werden. Das ist etwas, das der Patient selbst tun kann, er muss nur die erforderlichen Kenntnisse besitzen.

Die erste Aufgabe ist es immer, einen Patienten davon zu überzeugen, dass das, was er in der MBO Reha lernt, gesundheitsförderlich für ihn ist. Um möglichst viel zu erreichen, wird manches versucht auch spielerisch zu vermitteln. Dafür gibt es einen kleinen softwaregestützten Betrieb. Der Betrieb umfasst Produktion, Lager und Büro. Dem Patienten können hier bestimmte Arbeitssituationen gezeigt werden oder er kann mit dem Programm interagieren. Anschließend werden ihm Fragen gestellt, wie zum Beispiel: „Was können Sie jetzt tun bzw. was würden Sie in einer solchen Situation tun?" Damit wird versucht, den Patienten für das eigentliche Training zu motivieren (Abbildung 9).

Abbildung 9: Ergonomische Schulung

Ergonomische Schulung - Lollo

Spiel: Der gesunde Betrieb (1)

Büro
Produktion
Lager

Der bessere Betrieb

1 Kisten transportieren
2 Steckdose montieren
3 Lampe montieren
4 Arbeit an Pressen
5 Montagearbeit
6 Lackierarbeit
7 Prüfarbeit
8 Verpacken
9 Bildschirmarbeit
10 Hausanschluss herstellen

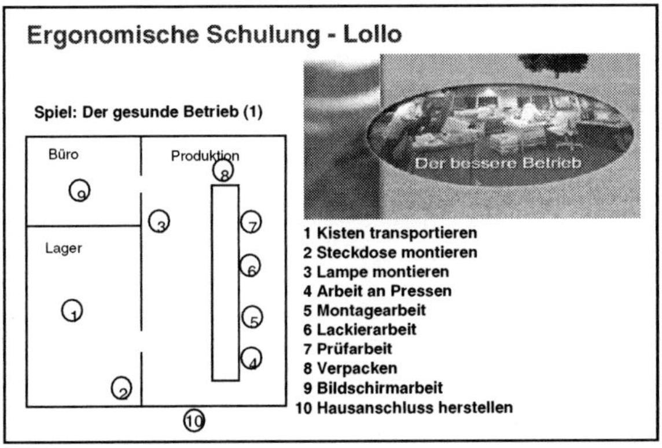

Ähnlich ist es bei 'job fit', das mittlerweile den LVAen und der BfA für eine kostenlose Weitergabe zur Verfügung steht. In Abhängigkeit von den Zielberufen bzw. Tätigkeiten und schmerzenden Körperregionen wird in Videosequenzen Ausgleichsgymnastik dargestellt, je Beruf etwa fünf bis zehn Sequenzen. Diese Gymnastik wird zunächst in der Klinik unter Anleitung durchgeführt, danach bekommen die Patienten das Video mit nach Hause, nach dem Motto: Nachhaltigkeit sichern.

6 Ergebnisse II

In Abbildung 10 sind einige positive Ergebnisse aus den MBO-Projekten dargestellt. Es sei deutlich darauf hingewiesen, dass bei diesen Ergebnissen nicht bekannt ist, was genau auf den Berufsbezug zurückzuführen ist und was durch den Aufenthalt in der Klinik in Freyung eingetreten ist. Deshalb sind diese Ergebnisse mit aller Vorsicht zu betrachten. Die korrekte, umfangreiche Evaluation dieses Projektes hat Herr Müller-Fahrnow vorgenommen.

Abbildung 10: Ergebnisse aus den MBO-Projekten

Erfüllung von Therapiezielen	nach Stationsarzt-Diagnostik (N = 1.150)	
	Ziel teilweise erreicht [%]	Ziel erreicht [%]
Reduktion der Gelenkschwellung	35.2	58.8
Verbesserung der Gelenkbeweglichkeit	19.1	78.2
Verbesserung der Wirbelsäulenbeweglichkeit	18.1	80.5
Verbesserung der Muskelausdauer	17.6	81.8
Verbesserung der Muskelkoordination	17.2	82.3
Zunahme der Muskelkraft	17.3	82.1

Auch den Befragungen der Patienten zufolge, zeigen sich bei der MBO in Freyung deutliche funktionelle Verbesserungen, geringere Arbeitsunfähigkeitszeiten und geringere Beanspruchungen. Von ärztlicher und nichtärztlicher Seite wurde geringerer Behandlungsbedarf und geringere Medikamenteneinnahme angegeben. Bei der Kontrollgruppe in Bad Kissingen überwog der „Schon-Typ" mit schlechteren Performance-Werten (Abbildung 11).

Abbildung 11: Ergebnisse mit und ohne MBO

Psychologische Tests und Befragungen (N = 1.622)	ergaben am Ende der Heilbehandlung	
	Mit E-MBO in Freyung	ohne E-MBO in Bad Kissingen
	Typ G	Typ S
• geringere Arbeistunfähigkeitszeiten	22 Tage	32 Tage
• Beanspruchung ärztlicher Behandlung	43%	55%
• Beanspruchung nicht-ärztlicher Behandlung	48%	55%
• Medikamenteneinnahme wegen orthopädischer Beschwerden	27%	34%

Die Leistungsdifferenzen, die an knapp 400 Patienten gemessen wurden, werden zu einem großen Teil auf das berufsorientierte Training zurück geführt. Es kann jedoch nicht mit absoluter Sicherheit angenommen werden, dass alles ein MBO-Effekt ist.

7 Zusammenfassung

Medizinisch berufliche Orientierung hat in der Rehabilitation zunehmend an Bedeutung gewonnen. Langfristige Erfahrungen in den Bavaria-Kliniken zeigen durchaus positive Effekte. Allerdings ist der Erfolg an verschiedene Voraussetzungen geknüpft, zu allererst an eine intensive Ausbildung der beteiligten Ergonomen. Verbunden mit einem detaillierten Assessment und gezielten Patientensteuerungen können langfristig mehrere Rehabilitationsziele erreicht werden:

- die Wiederherstellung bzw. Erhaltung der Erwerbsfähigkeit,

- die Verkürzung der Zeitspanne vom Beginn der Arbeitsunfähigkeit bis zur beruflichen Reintegration und

- die Erhaltung der Motivation des Patienten für seine Wiedereingliederung ins Berufsleben.

Literatur

Knörzer, J.; Presl, R.; Stern, H.; Müller-Fahrnow, W.; Hansmeier, T.; Landau, K.; Brauchler, R.; Sinn-Behrendt, A.; Bopp, V.: Orientierender Überblick über Strukturen, Inhalte, erste Studienergebnisse zur medizinisch-berufsorientierten (MBO) Rehabilitation für orthopädische Rehabilitanden. In: Verband Deutscher Rentenversicherungsträger (Hrsg.): 14. Rehabilitationswissenschaftliches Kolloquium. Hannover 2005.

Müller-Fahrnow, W; Knörzer J.; Muraitis, A.; Möllmann, C.; Streibelt, M.; Hansmeier, T.: Ergebnisevaluation der medizinisch-beruflichen orientierten (MBO) Rehabilitation von MSK-Patienten. In: Verband Deutscher Rentenversicherungsträger (Hrsg.): 14. Rehabilitationswissenschaftliches Kolloquium. Hannover 2005.

Medizinisch Berufliche Orientierung (MBO): Ablauf in der Reha-Klinik Niedersachsen und Ergebnisse der externen Evaluation

Jochen Irmscher, Marco Streibelt & Werner Müller-Fahrnow

1 Einleitung

Erklärtes Ziel der medizinischen Rehabilitation durch die Rentenversicherung ist der Erhalt der bzw. die Rückkehr in das Erwerbsleben. Um dies zu erreichen, bedarf es bei bestimmten Patienten mit besonders ausgeprägten beruflichen Problemen entsprechender Behandlungselemente während der rehabilitativen Maßnahme. Diese diagnostischen und therapeutischen Verfahren werden allgemein als berufsbezogene Maßnahmen bezeichnet. Sie werden vor allem bei den Patienten durchgeführt, deren Wiedererlangung der Erwerbsfähigkeit und damit der erfolgreichen beruflichen Teilhabe nicht mehr nur mit herkömmlichen reha-medizinischen Maßnahmen gewährleistet werden kann. Primär wird eine Verbesserung der beruflichen Leistungsfähigkeit dieser Patienten durch die Stärkung der personalen Ressourcen bzw., falls dies nicht ausreichend ist, eine Anpassung des beruflichen Umfelds angestrebt (10, 13, 19).

Kennzeichen berufsbezogener Maßnahmen in der medizinischen Rehabilitation ist die intensive und strukturierte Diagnostik der individuellen Leistungsfähigkeit und der beruflichen Anforderungen eines Patienten. Daraus lässt sich ableiten, in welchem Maße der Patient von berufsbezogenen Maßnahmen profitiert und inwiefern weiterführende berufsfördernde oder berufliche Maßnahmen (Leistungen zur Teilhabe am Arbeitsleben) notwendig werden. Dabei spielen so genannte FCE-Systeme (Functional Capacity Evaluation Systems, vgl. auch 25) eine zunehmend entscheidende Rolle zumindest in den somatischen Indikationen. Das in der medizinischen Rehabilitation bevorzugt eingesetzte Verfahren der Evaluation der funktionellen Leistungsfähigkeit (EFL) nach Isernhagen ist nur ein prominentes Beispiel für FCE-Systeme, gleichermaßen existieren im deutschen Raum mit dem BRA (11) bzw. dem ERGOS (z.B. 2) weitere Testsysteme, im internationalen Raum lassen sich dem weitere hinzufügen (z.B. Blankenship oder Ergo-Kit, 5). Der Einsatz dieser Testsysteme im Bereich der medizinischen Rehabilitation erweitert deren originäre Funktion als Begutachtungs- und Testassessment (14) um den Bereich der Therapiesteuerung; teilweise wird dem EFL-Test sogar eine therapeutische Funktion zugeschrieben (8, 9).

Die „Medizinisch-Berufliche Orientierung" (MBO) hat auch in der Klinik Niedersachsen verstärkte Aufmerksamkeit gewonnen. Dabei wird MBO als ein Behandlungs- und Organisationskonzept verstanden, welches die stärkere Fokussierung auf die individuelle sozialmedizinische Leistungsbeurteilung des Patienten in Relation zu seinen individuellen berufsbezogenen Anforderungen im Erwerbsleben stellt, um damit detaillierte Informationen bzgl. der weiteren therapeutischen Planung nutzen zu können.

2 MBO in der Reha-Klinik Niedersachsen

In der Klinik Niedersachsen werden im Auftrag und in Abstimmung mit der LVA Westfalen (jetzt: Deutsche Rentenversicherung Westfalen) orthopädische Rehabilitationsmaßnahmen mit medizinisch-beruflicher Orientierung (MBO) durchgeführt. Eingeschlossen ist eine umfassende Beurteilung des positiven und negativen Leistungsbildes auf der Grundlage standardisierter Testverfahren. Es wird ermittelt, ob die bisherige berufliche Tätigkeit vom Patienten auch weiterhin ausgeübt werden kann oder ob er in Zukunft eine andere, weniger belastende und seinen funktionellen und psychosozialen Fähigkeiten besser entsprechende Tätigkeit über einen längeren Zeitraum ausüben kann. In die MBO-Maßnahmen sind die Therapeuten, die Ärzte, die Psychologen und die Sozialpädagogen eingebunden. Die zentralen Elemente lassen sich in eine ausführliche diagnostische Phase, in der berufsbezogene funktionelle und psycho-soziale Problemlagen ermittelt und bewertet werden, sowie in eine darauf aufbauende therapeutische Phase einteilen (vgl. Abbildung 1).

Abbildung 1: Ablaufschema der medizinisch beruflichen Orientierung (MBO) der Klinik Niedersachsen (vereinfachte Darstellung)

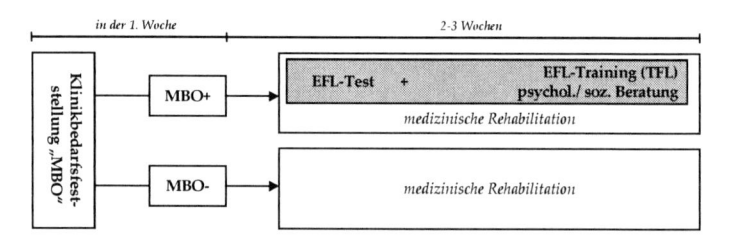

2.1 MBO-Bedarfsfeststellung

Die Teilnahme an den MBO-Maßnahmen wird in der Klinik durch definierte Ein- und Ausschlusskriterien geregelt. Einschlusskriterien der Klinik sind die vorangegangene Arbeitsunfähigkeit (AU) respektive eine bestimmte Mindestanzahl von AU-Tagen im letzten Jahr. Weiterhin wird ein Patient zugewiesen, wenn er einen Rentenantrag gestellt hat oder arbeitslos ist. Zusätzliches – subjektives – Entscheidungskriterium sind eindeutige erwerbsbezogene Defizite, die der Arzt in der Aufnahmeuntersuchung feststellt. Ausschlusskriterium ist eine weitgehende Einschränkung der körperlichen Belastungsfähigkeit.

Zum Zweck der dezidierten und standardisierten Erhebung des individuellen Leistungsprofils haben 13 Therapeuten und 4 Ärzte der Klinik die EFL-Lizenz erworben. Dadurch ist man in der Lage, pro Woche bis zu 18 Patienten einem EFL-Test zuzuführen. Die Evaluation der funktionellen Leistungsfähigkeit (EFL) ist ein diagnostisches Instrument zur individuellen Erhebung des sozialmedizinischen Leistungsprofils (7).[1] Dahinter steht die Idee, die individuellen Fähigkeiten des Patienten in Beziehung zu seinem Arbeitsplatz beziehungsweise – im Falle etwa der Arbeitslosigkeit – zum allgemeinen Arbeitsmarkt zu setzen.

Tabelle 1: Die 29 funktionellen Tests des Isernhagen Work System (IWS)

1. Heben von Lasten (3)	7. Tätigkeiten in Bodennähe (4)
- Heben von Taillen- bis Kopfhöhe	- Auf allen Vieren gehen
- Heben von Boden- bis Taillenhöhe	- Kniend
- Heben bis zur Taille und ebenerdiges Tragen	- Kauernd
	- Repetitives Kauern
2. Stoßen/Ziehen (4)	8. Fortbewegungen (3)
- Dynamisch	- Gehen
- Statisch	- Treppensteigen
	- Leitersteigen
3. Tragen (3)	9. Tätigkeiten in statischer Position (2)
- Einhändig links/rechts Tragen	- Sitzend
- Beidhändig Tragen	- Stehend
4. Tätigkeit über Schulterniveau (1)	10. Obere Extremitäten (4)
- Stehende Tätigkeit mit den Armen über dem Kopf	- Koordination, Geschicklichkeit links/rechts
	- Handkraft links/rechts/Greifkraft
5. Tätigkeit Rumpf nach vorne geneigt (2)	11. Gleichgewicht (1)
- Sitzend	- Auf einem Balken gehen
- Stehend	
6. Wiederholte Rotation des Rumpfes (2)	
- Sitzend	
- Stehend	

Quelle: 15, 45

---

[1] vgl. für weitere praktische Informationen zum EFL-Assessment: www.isernhagen.com

Der Test beginnt mit dem Abarbeiten einer "Checkliste", einer Selbstbeurteilung der körperlichen Fähigkeiten (PACT, 12), eines Schmerzbogens und ggf. einer ausführlichen Arbeitsplatzanamnese. Anschließend nimmt der Therapeut eine krankengymnastische Untersuchung vor. Die Testung wird mit den 29 manualisierten Übungen fortgeführt. Die Beobachtungen jeder Übung werden schriftlich in einem Protokoll festgehalten. Im Anschluss an den praktischen Teil erfolgt ein Abschlussgespräch mit Besprechung der Ergebnisse durch den Therapeuten und den Klienten. Der Therapeut erstellt einen Bericht und leitet diesen an den behandelnden Arzt weiter. Absprachen werden zeitnah mit Sozialpädagogin, Psychologin und dem Arzt getroffen. Der Arzt ist zeitweise bei den Tests anwesend und jederzeit erreichbar. Ziel des EFL-Tests ist laut Klinik eine realitätsgerechte Beurteilung der Arbeitsfähigkeit und -möglichkeiten sowie eine detaillierte Erfassung der physischen Fähigkeiten und Defizite zur Planung einer beruflichen Rehabilitation. Zielgerichtete Empfehlungen zur weiteren beruflichen Orientierung und Behandlung können ermittelt werden. Als sekundäre, implizite Therapieziele werden die Verbesserung der realistischen Selbsteinschätzung im Umgang mit der Erkrankung und der körperlichen Belastbarkeit sowie die Verbesserung des Bewegungsverhaltens (z.B. rückengerechtes Hebetraining während der Hebetests) genannt.

Zusätzlich zum EFL-Test wird jeder MBO-Patient durch einen Psychologen und Sozialarbeiter untersucht. In der sozialpädagogischen Exploration wird der Patient nach der ergänzenden Sozialanamnese ausführlich über die zu seiner Lebens- und Berufssituation "passenden" sozialrechtlichen Ansprüche informiert und beraten. Reicht ein Gesprächstermin nicht bzw. ergibt sich ein Bedarf auf weiterführende Leistungen, wird ein weiterer Termin anberaumt. Dadurch erhält der Patient einen ausführlichen Überblick über die sozialrechtlichen Möglichkeiten, die ihm zur Verfügung stehen, und setzt sich noch einmal unter wesentlich realistischeren Überlegungen mit seiner Situation auseinander. Unter Umständen kommt er zu anderen Überlegungen bzgl. seines weiteren Vorgehens, definiert also seine Ziele mehr unter Einbeziehung eigener Aktivitäten.

Die psychologische Exploration erhebt Basisfakten des Patienten zu seinem Erleben vom Umgang mit seiner beruflichen, körperlichen und psychischen Situation. Es erfolgt eine Einschätzung der psychischen Verfassung (z.B. Vorliegen einer psychischen Störung, psychische Belastungsfaktoren, Stand der Krankheitsverarbeitung, Ressourcen), die bei Bedarf durch eine psychologische Diagnostik abgesichert wird. Am Ende erfolgt gemeinsam mit dem Patienten eine Zusammenfassung des Gesprächs und eine Absprache, ob weitere Gespräche (ggf. mit welcher Zielsetzung) geführt werden. Ziel ist hier in erster Linie die Einschätzung, ob es einen psychologischen Behandlungs- oder Beratungsbedarf beim Patienten gibt bzw. ob es psychische Faktoren gibt, die sich auf die berufliche Situation bzw. die körperliche Verfassung auswirken.

Wöchentlich finden interdisziplinäre MBO-Sitzungen statt, in denen die Ärzte gemeinsam mit EFL-Therapeuten, Psychologen und Sozialarbeitern die Teamentscheidungen treffen und neu anstehende MBO-Fälle besprechen. Hier fällt zumeist auch die Entscheidung des individuellen Behandlungsbedarfs und der weiteren Empfehlungen.

2.2 Therapeutische Elemente

Das zentrale therapeutische Element der MBO-Rehabilitation der Klinik Niedersachsen ist das „Training der funktionellen Leistungsfähigkeit" (TFL), welches klinikintern aus den einzelnen Bewegungsmustern der EFL abgeleitet wurde. Der Patient trainiert darin unter Anleitung eines qualifizierten EFL-Therapeuten (möglichst derselben Person, die auch den EFL-Test durchführte) für seine Arbeit zentrale Bewegungsabläufe, die sich im EFL-Test als hinderlich für eine adäquate Teilhabe des Patienten in seinem Berufsleben darstellten. In erster Linie gilt es, eine arbeitsnahe Situation auf Grundlage der Arbeitsplatzbeschreibung aus dem EFL-Test zu schaffen. Insbesondere Abläufe, bei denen Diskrepanzen zwischen Arbeitsanforderung und Leistungsfähigkeit erkannt wurden, werden trainiert. Das zentrale Therapieziel liegt grundsätzlich in der allmählichen Steigerung der Belastung, um so den Patienten an die gestellte Arbeitsanforderung heranzuführen.

3 Externe Evaluation der MBO-Rehabilitation

Kurz nach Einführung der MBO in der Klinik Niedersachsen wurde am Lehrstuhl für Versorgungssystemforschung und Qualitätssicherung in der Rehabilitation an der Charité in Berlin eine wissenschaftliche Untersuchung dieser Form der berufsbezogenen Maßnahmen in der medizinischen Rehabilitation gestartet. Dies geschah mit Unterstützung der Erwin-Röver-Stiftung und der Deutschen Rentenversicherung (DRV) Westfalen.

Im Folgenden wird der zentrale Teil der Wirksamkeitsanalyse vorgestellt. Dies kann bezogen auf die Ergebnisse nur stichpunktartig erfolgen. Weitere Informationen können jedoch zahlreichen diesbezüglichen Veröffentlichungen entnommen werden (17-21). Aufgrund des sehr anspruchsvollen Studiendesigns wird der Ergebnispräsentation eine ausführliche Erläuterung der methodischen Rahmenbedingungen der Studie vorangestellt, ohne die eine adäquate Bewertung der Ergebnisse nicht ausreichend gewährleistet wäre.

3.1 Methodik

Es wurden alle Rehabilitanden in die Studie aufgenommen, die aufgrund einer orthopädischen Indikation eine stationäre medizinische Rehabilitation im Heilverfahren in der Klinik Niedersachsen in Bad Nenndorf absolvierten und von der DRV Westfalen zugewiesen wurden. Von August 2002 bis Juli 2003 konnten auf diese Weise 514 Patienten als Studienteilnehmer gewonnen werden. Von diesen verweigerten 20 Patienten im Verlauf der Rehabilitation ihre Teilnahme wieder, so dass insgesamt eine Stichprobe von N=494 zur Verfügung stand.

Die Studienteilnehmer bekamen zu vier verschiedenen Zeitpunkten einen schriftlichen Erhebungsbogen mit der Bitte diesen auszufüllen: Vor Beginn der Maßnahme (T1), nach Ende der Maßnahme (T2), ein halbes Jahr nach Ende der Maßnahme (T3) und schließlich ein Jahr nach Ende der Maßnahme (T4). Von den ursprünglich 494 Patienten nahmen zu T3 noch 76% an der Befragung teil; der Rücklauf zu T4 verringerte sich weiter auf 65%, so dass die Analysestichprobe, auf die sich die folgenden Ergebnisse beziehen, N=314 beträgt.

Relevante Instrumente zur Prüfung der Wirksamkeit der MBO-Rehabilitation der Klinik operationalisieren die Bereiche der Aktivitäten und der beruflichen Teilhabe. Im Bereich der Aktivitäten interessiert an dieser Stelle insbesondere der Pain Disability Index (PDI, 23). Dieses Instrument stellt subjektive Einschätzungen der schmerzbezogenen Beeinträchtigungen in verschiedenen Lebensbereichen dar. Als zentraler Parameter der beruflichen Teilhabe fungiert der Erwerbsstatus. Alle weiteren verwendeten und hier nicht berichteten Instrumente können einer der Veröffentlichungen (z.B. 21) entnommen werden.

Abbildung 2: Studiendesign der MBO-Studie

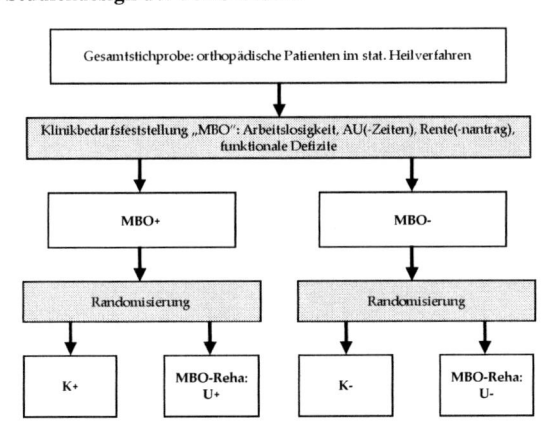

```
       Gesamtstichprobe: orthopädische Patienten im stat. Heilverfahren

    Klinikbedarfsfeststellung „MBO": Arbeitslosigkeit, AU(-Zeiten), Rente(-nantrag),
                              funktionale Defizite

              MBO+                                  MBO-

          Randomisierung                       Randomisierung

      K+        MBO-Reha:           K-            MBO-Reha:
                   U+                                U-
```

Das weitere methodische Vorgehen kann der Abbildung 2 entnommen werden. Alle Patienten wurden von der Klinik nach den berichteten Kriterien einer MBO-Bedarfsfeststellung unterworfen und dementsprechend in zwei Bedarfsgruppen MBO+ und MBO- unterteilt. Patienten der Teilstichprobe MBO+ wurden für die MBO-Rehabilitation der Klinik vorgesehen, Patienten der Gruppe MBO- für die herkömmliche orthopädische Maßnahme. Das Studiendesign sah eine Randomisierung dieses Zugangs vor, so dass beide Teilgruppen MBO+ und MBO- jeweils in Treatment- und Kontrollgruppe aufgeteilt wurden. Die Treatmentgruppen U(+/-) wurden der MBO-Rehabilitation zugeführt, die Kontrollgruppen K(+/-) der herkömmlichen orthopädischen Rehabilitation.

Auf diese Weise ergaben sich jeweils zwei Vergleichsgruppen U+ und K+ in der Teilgruppe MBO+ und zwei Vergleichsgruppen U- und K- in der Teilgruppe MBO-. Die Wirksamkeit der MBO-Rehabilitation konnte so in Abhängigkeit vom diagnostizierten MBO-Bedarf überprüft und Erkenntnisse hinsichtlich der von der Klinik vorgenommenen korrekten MBO-Bedarfsfeststellung gezogen werden. Tabelle 2 zeigt die Verteilung auf die vier verschiedenen Untersuchungsgruppen.

Tabelle 2: Verteilung in der Stichprobe auf die Untersuchungsgruppen

		N	%
MBO-	K-	153	31,0%
MBO- (mit MBO-Reha)	U-	119	24,1%
MBO+	K+	113	22,9%
MBO+ (mit MBO-Reha)	U+	109	22,1%

Zwischen den jeweiligen Vergleichsgruppen U+ und K+ sowie U- und K- ergaben sich bei einer deskriptiven Analyse signifikante Unterschiede, die in der späteren Effektschätzung als Confounder in die Schätzmodelle eingingen. Es handelt sich bei den Vergleichsgruppen der Teilstichprobe MBO+ um die Aufnahmediagnose und den Erwerbsstatus, bei den Vergleichsgruppen der Teilstichprobe MBO- um die berufliche Zukunft und die Anzahl der physischen Belastungen. Sämtliche Analysen wurden aus diesem Grund für die beiden Teilstichproben getrennt und unter der Kontrolle der jeweiligen Confounder durchgeführt.

Hinsichtlich einer Dropout-Analyse lässt sich sagen, dass die zu berichtenden Ergebnisse insgesamt als überschätzt gelten können, da eine Positiv-Selektion stattgefunden hat: Die verbliebenen Patienten zu T4 weisen einen höheren Erwerbsstatus, weniger AU-Zeiten im Jahr vor der Maßnahme und bessere Werte in gesundheitsbezogenen Skalen auf als die Aussteiger. Zwischen den jeweiligen Vergleichsgruppen ist allerdings nicht von Verzerrungen auszugehen, so dass die erkannten Unterschiede zwischen Treatment- und Kontrollgruppen als solche interpretierbar sind (19).

3.2 Zentrale Ergebnisse

In der Tabelle 3 sind die Varianzanalysen auf Basis der Summenskala des PDI dargestellt. Die Treatmentgruppe U+ weist schon in den Gruppenmittelwerten mit einer Verbesserung um zehn Skalenpunkten von T1 zu T3 und einer Stabilität dieser Verbesserung nach einem Jahr (T4) auf die signifikante Wechselwirkung von Gruppe und Zeit in der Teilstichprobe MBO+ hin. Dieser Verbesserung steht ein konstanter Wert von etwas mehr als 30 Skalenpunkten in der Kontrollgruppe gegenüber. Demnach kann, bezogen auf die subjektiv empfundenen schmerzbezogenen Beeinträchtigungen der gesellschaftlichen Teilhabe, von einem Effekt des MBO-Treatments für Patienten der Teilstichprobe MBO+ gesprochen werden. Die Patienten der Teilstichprobe MBO- profitieren nicht von der MBO-Rehabilitation. Die Ausgangswerte werden auch zu den katamnestischen Zeitpunkten erreicht, eine signifikante Verbesserung der Treatmentgruppe U- kann demnach nicht gemessen werden. Es ist vielmehr so, dass die Gruppe U+ schließlich ähnliche Werte aufweist wie die beiden Gruppen U- und K-, obwohl ein durchaus unterschiedliches Ausgangsniveau zugrunde gelegen hatte.

Patienten mit einem diagnostizierten höheren beruflichen Problempotenzial besitzen also noch ein Jahr nach Teilnahme an der speziell für sie konzipierten MBO-Rehabilitation eine signifikant bessere Einschätzung ihrer schmerzbezogenen Beeinträchtigungen in verschiedenen Lebensbereichen.

Dies ließ sich ansatzweise auch auf Basis anderer Instrumente nachweisen. Zumindest nach sechs Monaten (T3) können in der Teilstichprobe MBO+ signifikante Verbesserungen der Treatmentgruppe in der Schmerzintensität und in der körperlichen Rollenfunktion des SF-36 nachgewiesen werden.

Tabelle 3: Veränderung der schmerzbezogenen Beeinträchtigungen in verschiedenen Lebensbereichen (Summenskala des PDI), T1 bis T4

	T1 aM (SD)	T3 aM (SD)	T4 aM (SD)	Teststatistik (Innersubjekteffekte)	
PDI Summenskala					
U+	37,4 (14,4)	28,5 (16,3)	27,7 (16,0)	a) $F_Z=11,37*^)$	$F_{ZxG}=6,02*^)$
K+	33,2 (13,6)	30,7 (17,3)	31,1 (16,5)	b) $F_Z=9,99*^)$	$F_{ZxG}=6,26*^)$
U-	26,2 (12,4)	24,3 (14,2)	27,6 (14,2)	a) $F_Z=2,50$	$F_{ZxG}=0,28$
K-	26,9 (13,6)	23,0 (15,0)	24,5 (15,7)	b) $F_Z=0,08$	$F_{ZxG}=3,31$

Anmerkungen:
Methode: General Linear Models (Varianzanalyse mit Messwiederholung) mit den Confoundern (MBO+): Erwerbsstatus, Aufnahmediagnose; (MBO-): berufliche Zukunft, physische Belastungen; F_Z: F-Statistik über die Zeit; F_{ZxG}: F-Statistik für die Wechselwirkung Zeit x Gruppe;
a) T1 – T3   b) T1 – T4   *$^)$ p<.05

Der zentrale Parameter, an dem sich die notwendige Bedingung einer erfolgreichen Teilhabe am Arbeitsleben im Zeitraum nach Ende der Rehabilitation ablesen lässt, ist der Erwerbsstatus. In Tabelle 4 sind multiple logistische Regressionsmodelle dargestellt, die, in Abhängigkeit von der Wahl der Zielvariable und dem Erhebungszeitpunkt, den Effekt der MBO-Rehabilitation auf das Risiko der Erwerbslosigkeit schätzen. Dabei wird unter Erwerbslosigkeit zum einen die reine Arbeitslosigkeit im Vergleich zur Erwerbstätigkeit verstanden (Modelle 1 und 2), zum anderen werden unter die Kategorie Erwerbslosigkeit noch all die Patienten integriert, die laut Selbstaussage inzwischen eine Frührente bekommen. Die Modelle sind auf die Teilstichprobe MBO+ beschränkt, da aufgrund der geringen Arbeitslosigkeit in der Teilstichprobe MBO- (Arbeitslosigkeit war eines der Auswahlkriterien der Klinik für die MBO-Bedarfsfeststellung) keine adäquate Schätzung möglich ist.

In allen vier Schätzmodellen besitzt die MBO-Rehabilitation bei Patienten der Teilstichprobe MBO+ einen Effekt auf die Erwerbssituation nach der Maßnahme. Der Treatmenteffekt in der Gruppe MBO+ ist überall ausgewiesen. Das Odds Ratio von Nichterwerbstätigkeit liegt unter der Bedingung der Teilnahme an der MBO-Rehabilitation bei etwa 0,20 bis 0,35 des Odds Ratios bei Nichtteilnahme. Das bedeutet, wenn Patienten, die besondere berufliche Probleme besitzen, eine berufsbezogene Rehabilitation nach dem Muster der MBO-Rehabilitation der Klinik Niedersachsen durchlaufen, dann liegt ihr Risiko, später keinem geregelten Arbeitsverhältnis nachzugehen, bei etwa 20-35% des Risikos vergleichbarer Patienten ohne MBO-Rehabilitation. Dies lässt sich auch in Zahlen belegen. Während die Erwerbslosenquote (Arbeitslose + Frührentner) der Treatmentgruppe U+ von T1 zu T4 um 24%-Punkte steigt (12% - 36%), sind es in der zugehörigen Kontrollgruppe K+ 32%-Punkte (23% - 55%).

Tabelle 4: Einfluss der MBO-Rehabilitation auf das Risiko der Erwerbslosigkeit zu T3 und T4 in der Teilstichprobe MBO+ (ohne sonstige Erwerbslosigkeit)

Zielvariable:	Modell 1: (arbeitslos T3) OR (CI)	Modell 2: (arbeitslos T4) OR (CI)	Modell 3: (arbeitslos/ Frührente T3) OR (CI)	Modell 4: (arbeitslos/ Frührente T4) OR (CI)
Erwerbsstatus T1	6,41 (1,63; 25,25)*[)]	7,21 (1,34; 38,81)*[)]	4,76 (1,26; 18,03)*[)]	5,32 (1,03; 27,53)*[)]
MBO-Rehabilitation	0,20 (0,05; 0,70)*[)]	0,36 (0,13; 0,97)*[)]	0,21 (0,07; 0,66)*[)]	0,36 (0,14; 0,88)*[)]
Aufnahmediagnose	10,85 (2,44; 48,26)*[)]	1,62 (0,48; 5,44)	9,81 (2,51; 38,40)*[)]	1,28 (0,42; 3,96)
Modellparameter				
Chi^2-Test	19,690*[)]	13,107*[)]	19,024*[)]	12,742*[)]
Nagelkerke Pseudo R^2	0,272	0,191	0,243	0,163

Anmerkungen:
Variablen Erwerbsstatus T1 (1=arbeitslos/erwerbslos), MBO-Teilnahme (1=Teilnahme), Aufnahmediagnose (0=M40-M54 – Erkrankung der Wirbelsäule)
Effektschätzung der Einzelvariablen auf Basis des Wald-Test, *[)] $p<.05$

Weitere relevante, hier nicht weiter vertiefte Ergebnisse betreffen die Zufriedenheit mit der Behandlung und die Ermittlung des Bedarfs weiterer beruflicher Maßnahmen (LTA-Bedarf). Patienten der Treatmentgruppen (U+ und U-) bewerteten die Klinik insgesamt und die beruflichen Bestandteile der Behandlung im Besonderen signifikant besser als Patienten der Kontrollgruppen (17). Des Weiteren, ebenfalls relativ unabhängig vom diagnostizierten MBO-Bedarf messbar, scheint die Klinik den LTA-Bedarf in den Treatmentgruppen besser vorhersagen zu können. Es lassen sich signifikant höhere Zusammenhänge zwischen der entsprechenden Empfehlung und späterer tatsächlicher LTA-Teilnahme in den Treatmentgruppen feststellen (20).

4 Zusammenfassung

Die Evaluation der MBO-Rehabilitation der Klinik Niedersachsen konnte nachweisen, dass Patienten mit einer besonderen berufsbezogenen Problemlage von entsprechenden auf den beruflichen Bereich ausgerichteten Maßnahmen profitieren. MBO-Patienten mit der entsprechenden Behandlung erfahren eine bedeutsame Verbesserung ihrer berufsbezogenen Aktivitäten. Vor allem schmerzbezogene Beeinträchtigungen in der Teilhabe werden langfristig verbessert. Dies deutet darauf hin, dass – unter der Feststellung, dass allgemeine Gesundheitsparameter nicht oder nur bedingt Effekte zeigen – bei diesen Patienten die subjektiv wahrgenommene Belastbarkeit gesteigert werden konnte. Dies korrespondiert mit anderen Untersuchungen, die aufzeigen konnten, dass die Stärke berufsbezogener Maßnahmen v.a. darin liegt, über die Verbesserung der kognitiven und verhaltensbezogenen Ressourcen eine Erhöhung der Belastbarkeit und dadurch eine Verbesserung der eigenen Leistung zu bewirken (3, 4, 16, 24).

Darüber hinaus können bei Patienten mit einem entsprechenden MBO-Bedarf die positiven Effekte auf die Erwerbstätigkeit auch ein Jahr nach der Maßnahme nachgewiesen werden. Damit ist nicht gemeint, dass Arbeitslosigkeit durch berufsbezogene Maßnahmen abgebaut werden kann. Vielmehr wird deutlich, dass es möglich ist, den ohnehin negativen Trend des massiven Abwanderns beruflich besonders beeinträchtigter Patienten in Arbeitslosigkeit und Frührente aufzuhalten. Davon profitieren insbesondere Patienten mit Erkrankungen des Rückens und der Wirbelsäule. Vermutet wird, dass insbesondere die Patienten mit unspezifischen Rückenschmerzen, die ja einen Teil von etwa 80-90% der gesamten Rückenschmerzen ausmachen (6), stärker von psychosozialen Parametern beeinflusst werden als Patienten mit anderen MSK-Erkrankungen. Dies spräche für eine verbesserte Leistungsfähigkeit und auch Leistung bei diesen Patienten aufgrund des besseren Belastungserlebens. Letztlich kann der Grund hierfür jedoch an dieser Stelle nicht geklärt werden. Dazu sind die vorhandenen Stichproben zu klein.

Natürlich besteht noch weiterer Entwicklungsbedarf und zwar insbesondere in zwei Punkten: Eine strukturierte Bedarfsfeststellung der Patienten mit besonderen beruflichen Problemlagen schon bei Antragstellung wird – u.a. aufgrund der hier wieder deutlich gewordenen besseren Effektivität – seit langem gefordert, steht allerdings bisher noch aus. Zum Teil ist dies natürlich auch der Tatsache geschuldet, dass im deutschen Raum noch kein entsprechendes Screening-Instrument zur Identifikation berufsbezogener Problemlagen existiert. Dies wurde zum Anlass genommen, in einer Folgestudie die Entwicklung eines solchen Screenings forciert zu betreiben. Auf dem Rehabilitationswissenschaftlichen Kolloquium konnte denn auch erstmals der Fachwelt mit dem SIMBO ein Screening-Instrument für berufsbezogene Problemlagen vorgestellt werden (22).

Ein zweites Anliegen der Folgestudie ist die stärker bedarfsorientierte Ausdifferenzierung der MBO-Behandlung in Richtung berufsbezogener Behandlungspfade. Aus der ursprünglich singulären Gruppe MBO+ ließen sich auf Basis der dokumentierten therapeutischen Leistungen (KTL) zwei leistungsspezifische Behandlungsgruppen identifizieren. Patienten der ersten Gruppe bedürfen danach im Vergleich zur zweiten Gruppe offenbar einer verstärkten Einzeltherapie. Die patientenseitigen Angaben indizieren für diese Gruppe insbesondere einen höheren Bedarf an schmerzbezogenen Leistungen. Damit wird das Ziel verfolgt, MBO-Behandlungspfade auf Basis impliziter behandlungshomogener Gruppen zu entwickeln, für den Klinikgebrauch zu manualisieren und schließlich in den Klinikalltag zu etablieren (1).

Literatur

1 Bethge, M (2006). Auf dem Weg zu medizinisch-beruflich orientierten Behandlungspfaden in der orthopädischen Rehabilitation. In: VDR. (Hg.) 15. Rehabilitationswissenschaftliches Kolloquium. Frankfurt/M., DRV-Schriftern. Band 64: 31-3.

2 Cooke, C, Dusik, LA, Menard, MR, Fairburn, SM, Beach, GN (1994). Relationship of Performance on the ERGOS Work Simulator to Illness Behaviour in a Worker's Compensation Population with Low Back versus Limb Injury. J Occup Environ Med 36(7): 757-62.

3 Frank, JW, Sinclair, S, Hogg-Johnson, S, Shannon, H, Bombardier, C, Beaton, D & Cole, D (1998). Preventing disability from work-related low-back pain. New evidence gives new hope--if we can just get all the players onside. Cmaj 158(12): 1625-31.

4 Fritz, JM, Delitto, A & Erhard, RE (2003). Comparison of classification-based physical therapy with therapy based on clinical practice guidelines for patients with acute low back pain: a randomized clinical trial. Spine 28(13): 1363-71; discussion 72.

5 Gouttebarge, V, Wind, H, Kuijer, P & Frings-Dresen, M (2004). Reliability and Validity of Functional Capacity Evaluation Methods: A Systematic Review with Reference to Blankenship System, Ergos Work Simulator, Ergo-Kit and Isernhagen Work System. Int Arch Occup Environ Health 77: 527-37.

6 Hildebrandt, J (2004). Gibt es einen unspezifischen Rückenschmerz? Z Orthop 142: 139-45.

7 Isernhagen, SJ (1995). The Comprehensive Guide to Work Injury Management. Gaithersburg, Maryland, Aspen.

8 Kittel, J, Gödecker-Geenen, N & Karoff, M (2005). Effekte einer intensivierten berufsbezogenen kardiologischen Rehabilitation – erste Ergebnisse einer kontrollierten Evaluationsstudie. In: VDR. (Hg.) 14. Rehabilitationswissenschaftliches Kolloquium. Frankfurt/M., DRV-Schriften. Band 59: 246-48.

9 Kittel, J & Karoff, M (2006). Medizinisch-beruflich orientierte Rehabilitation in der Kardiologie - Konzeption und Evaluation einer intensivierten berufsbezogenen Rehabilitation. In: Müller-Fahrnow, W, Hansmeier, T & Karoff, M. (Hg.) Wissenschaftliche

Grundlagen der medizinisch-beruflich orientierten Rehabilitation. Assessments, Interventionen, Ergebnisse. Lengerich u.a., Pabst: 541-51.

10 Koch, U, Bürger, W & Schulz, H (1997). Berufsbezogene Behandlungsangebote in der psychosomatischen Rehabilitation: Bedarf und Konzeption. Deutsche Rentenversicherung 9-10: 548-74.

11 Landau, K & Knörzer, J (2000). Bavaria-Rehabilitanden-Assessment. Zum Abgleich zwischen den Anforderungen und den Fähigkeiten eines Mitarbeiters: Entwurf für eine betriebsinterne Pilotphase in der Bavaria Klinik Freyung.

12 Matheson, LN & Matheson, ML, Hg. (1989). Selbsteinschätzung der körperlichen Fähigkeiten. Deutschsprachige Ausgabe. Bellikon.

13 Müller-Fahrnow, W & Radoschewski, FM (2006). Theoretische Grundlagen der MBO-Rehabilitation. In: Müller-Fahrnow, W, Hansmeier, T & Karoff, M. (Hg.) Wissenschaftliche Grundlagen der medizinisch-beruflich orientierten Rehabilitation. Assessments, Interventionen, Ergebnisse. Lengerich u.a., Pabst: 36-46.

14 Nellessen, G (2002). Leistungsdiagnostik und Leistungsprognostik - zentrale Elemente der sozialmedizinischen Begutachtung. Berlin, Mensch und Buch Verlag.

15 Rivier, G & Seewer, M (2002). Evaluation der funktionellen Leistungsfähigkeit. SUVA - Medizinische Mitteilungen 73: 33-47.

16 Snook, SH (2004). Work-related low back pain: secondary intervention. J Electromyogr Kinesiol 14(1): 153-60.

17 Streibelt, M, Hansmeier, T & Müller-Fahrnow, W (2004). Die MBO-Rehabilitation in der Patientensicht: Unterschiede in den Erwartungen und Bewertungen von MBO- und nicht MBO-Patienten. In: VDR. (Hg.) 13. Rehabilitationswissenschaftlichen Kolloquium. Frankfurt/Main, DRV-Schriften. Band 52: 220-2.

18 Streibelt, M, Dohnke, B, Rybicki, T & Müller-Fahrnow, W (2005). Aktivitäts- und teilhabebezogene Effekte der medizinisch beruflichen Orientierung in der MSK-Rehabilitation - Ergebnisse einer randomisierten Follow-up-Studie. In: VDR. (Hg.) 14. Rehabilitationswissenschaftliches Kolloquium. Frankfurt/M., DRV-Schriften. Band 59: 256-58.

19 Streibelt, M (2006). Berufsbezogene Maßnahmen in der medizinischen Rehabilitation der Rentenversicherung. Evaluation einer EFL-basierten medizinisch beruflich orientierten Maßnahme bei Muskel-Skelett-Erkrankungen. Berlin, Dissertation.

20 Streibelt, M, Dohnke, B, Rybicki, T & Müller-Fahrnow, W (2006). Verbesserungen der Aktivitäten und beruflichen Teilhabe durch ein EFL-zentriertes MBO-Modell in der MSK-Rehabilitation: Mittelfristige Ergebnisse einer randomisierten Verlaufsstudie. In: Müller-Fahrnow, W, Hansmeier, T & Karoff, M. (Hg.) Wissenschaftliche Grundlagen der medizinisch-beruflich orientierten Rehabilitation. Assessments, Interventionen, Ergebnisse. Lengerich u.a., Pabst: 323-35.

21 Streibelt, M, Hansmeier, T & Müller-Fahrnow, W (2006). Effekte berufsbezogener Behandlungselemente in der orthopädischen Rehabilitation der Rentenversicherung - Ergebnisse einer randomisierten Verlaufsstudie. Die Rehabilitation im Druck.

22 Streibelt, M & Müller-Fahrnow, W (2006). SIMBO: Ein Screening-Instrument zur Feststellung des Bedarfs an berufsbezogenen medizinischen Rehabilitationsmaßnah-

men. In: VDR. (Hg.) 15. Rehabilitationswissenschaftliches Kolloquium. Frankfurt/M., DRV-Schriften. Band 64: 40-2.

23 Tait, RC, Chibnall, JT & Krause, S (1990). The Pain Disability Index: psychometric properties. Pain 40(2): 171-82.

24 van den Hout, JH, Vlaeyen, JW, Heuts, PH, Zijlema, JH & Wijnen, JA (2003). Secondary prevention of work-related disability in nonspecific low back pain: does problem-solving therapy help? A randomized clinical trial. Clin J Pain 19(2): 87-96.

25 VDR (2003). FCE-Studie: FCE-Systeme zur Beurteilung der arbeitsbezogenen Leistungsfähigkeit. Bestandsaufnahme und Experteneinschätzung. Frankfurt/M., DRV-Schriften, Band 44.

Occupational rehabilitation of cancer patients in Denmark

Jan Tofte

1 Introduction and background

Dallund is a Centre for Rehabilitation of Cancer patients in Denmark. It is run by the Danish Cancer Society in collaboration with 11 of the 14 Danish County authorities and it is the only Center for rehabilitation of Cancer patients in Denmark. It is remarkable because Dallund has collected statistical material right from the beginning of treatment.

Denmark has 34.000 cancer patients each year. Among these 11.000 patients are in their active working age, and 50 percent are still alive five years after diagnosis. Rehabilitation of cancer patients is different from rehabilitation after other diagnoses because both the illness and the treatment can cause considerable inconvenience. The most common inconveniences and side effects of treatment are

- tiredness, loss of weight, pain,
- hot flush, lapse of memory,
- reduced power of concentration,
- anxiety, depression,
- sexual difficulties, working difficulties.

2 The rehabilitation center Dallund

The intention of Dallund is twofold. On the one hand Dallund offers rehabilitation to cancer patients. On the other hand research about physical, psychological, social and working related side effects of cancer disease and treatment is done to gather detailed knowledge about the disease.

For that reason different research projects are connected to Dallund. Some of these are conducted by FOCARE (FOrskning – the Danish word for research, CAncer, REhabilitation). FOCARE is an external research project, carried out by the Danish Cancer Society. Other research projects are conducted by Dallund itself. Some of the research concerns occupational rehabilitation. In the following results are given from both the FOCARE project and from research conducted by Dallund.

People participating at our courses have completed their treatment. Aproximately 80 percent of them are women. At Dallund cancer patients are offered six-day residential courses. Each year 40 courses are held and about 700 patients participate in those courses. Four courses are dedicated to patients in their active working age. The remaining courses include participants both in their active working and retirement ages. The courses have different target groups, for example according to diagnosis, age or according to a certain topic like returning to work. We recommend the participants to attend the course two to twelve months after their cancer treatment is completed. All courses include a lesson dealing with "returning to work" which lasts two to three hours.

About two third of the Dallund participants are in their active working age. Among these 24 percent are working full-time, 19 percent are working part-time and about one half of the patients are still on sick leave.

The aim of each course for all participants is to give them individual knowledge, individual support and possibilities to act. Participants should come to a personal understanding of their own situation and increase their joy of living and belief in their future. This will help each individual to achieve the best possible level of functioning, both physically, mentally, socially and work related.

As the following table shows, the 6-day residential course is structured around different topics and methods. The topics include treatment of cancer and side effects, psychological effects, sexuality, diet and cancer, exercise and return to work.

During the course, different methods as lessons, exchange of knowledge and experience, individual interventions, and social activities are used.

Table 1: Schedule of the course program

Time	Monday	Tuesday	Wednesday	Thursday	Friday	Saturday
7:00-7:30	Exercise						
7:30-8:15	Breakfast						
8:30-12:30	arrival welcome / presentation of program personal presentation	illness and treatment *physician* exercise / group session	psychological effects *psychologist* relaxation / group session	nutrition *nutritionist* exercise / group session	«faith, hope and quality of life» *clergyman* individual action plan	goodbye to Dallund lunch departure
12:30	Lunch						
13:30-18:00	body and exercise *physiotherapist*	returning to work or? *social worker*	cancer and sexuality	individual program massage individual guidance	presentation of individual action plan	
18:00	Dinner						
19:30-21:00		song and music	art therapy		party at the castle	

The courses contain many topics concerning the problems of the participants as consequence of our view on rehabilitation as individual process. We believe that enabling a person to working one needs to optimize all other parts of her life functions. In group sessions it is possible to exchange knowledge and experience. Typical topics of the group sessions are problems related to the persons own expectations of their working capacity, e.g.

- "How can I accept that I am not able to do what I did before?"

- "How can I cope with the fact that I don´t know if or when I will be able to work as I did before?"

Other important topics typical for cancer patients and other patients with a life threatening disease are

- "Do I want to work the way I did before?"

or:

- "How will my colleagues or how do I want my colleagues to react?"

The participants benefit from these discussions, which take place with or without participation of the social worker. At the end of the course, each participant makes his / her own individual action plan. The purpose is to make future actions "concrete" and to increase the probability of realizing the plans.

3 Support in return to work

During the lessons or group discussions the participants are given several advice with respect to the working place. During sick leave we recommend that the participant should keep in touch with the workplace as much as possible for example during visits, participating in staff meetings et cetera. This will ensure the patient feeling of being connected with the workplace and also makes it possible to follow any developments.

Furthermore we recommend that the participant keeps in touch with the manager in order to keep him informed about the actual status of the disease or treatment and to avoid any uncertainty.

Participants are also given some practical advice concerning his return to work

- Start gradually
- Negotiate agreements of the working time
- Negotiate agreement of the taks
- Secure possibilities for adjustment when necessary
- Give information to colleagues who might be affected

Participants are informed about the legislation related to sick leave and return to work. The legislation is administrated by the local authorities (kommunerne). The local authorities are usually represented by a social worker. The social worker must establish a collaboration with both the participant and the employer with the aim of bringing the participant back to work again, full-time or even part-time. Furthermore the local authorities are obliged to involve other specialists, physicians, unions or others, if necessary.

From the first day of sick leave the local authorities have to assist the individuals with respect to return to work as soon as possible and they have to support the contact between participant and employer. A personal meeting between patient and social worker in charge should take place after eight weeks absence from work at the latest. Afterwards they have to meet every eight weeks. The purpose of the follow-up meetings is both control and support. For control the social worker has to ensure that the patient still has the right to sickness benefit. The social worker must also be attentive to the fact that the patient might need some other kind of help related to return to work or in general.

Local authorities have to concentrate on the patient's possibilities of returning to work. They have to have a running dialogue concerning the needs and possibilities of raising the work related ressources or lowering job demands with the purpose of reaching a balance between resources and demands. The social worker must also pay attention to the reduced working capacity being temporary or permanent. When full sick leave is no longer necessary we recommend the participant and the manager discuss a gradual return to the job. To keep the balance between resources and demands it will be nessecary to reach agreements of temporary reduced demands which could concern reduction of working hours, reduced rate of working, and reduced tasks. If it is necessary to reduce the working demands it is possible to give economic compensation to the employer either temporarily or permanently.

4   Research at Dallund

In the following some results of the research connected to Dallund are presented. In 2005 a study of the duration of sick leave of the Dallund participants was carried out. It will be finished in spring 2006. Before their stay at Dallund 20 percent of the participants had been away from work one to six months. About one third didn't work for six to nine months and nine to twelve months respectively. 20 percent were on sick leave for more than twelve months and two percent had been away several short periods but less than six months in all. Two percent of the participants are not registered.

The figure below shows the duration of sick leave and the working position at the time for participating the course.

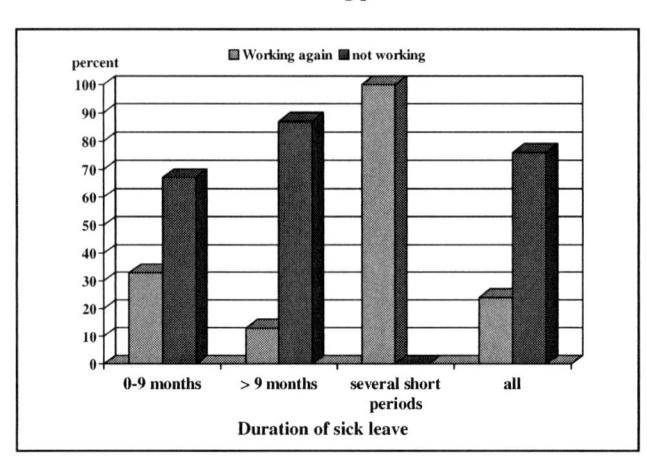

Figure 1: duration of sick leave and working position

From the registration of patients in January until June 2005 we find fewer participants with a long sick leave (more than nine months) being in work again than participants who have had a shorter sick leave (less than nine months) or even several short periods of sick leave. In addition participants with a long sick leave have considerably more physical complaints than patients with shorter times of sick leave.

As part of a more extensive research in 2004 we asked our participants what kind of work related problems they have. In the following figure the darkest bar show the answers before Dallund, the grey and the light grey bars show answers returning home and 3 months later[1]. The participants had the possibility of marking problems at work or school according to: tasks, hours, quantity, management, colleagues, own expectations and if they think they have any need for help with reference to their return to working life.

---

[1] One third of the participants are retired

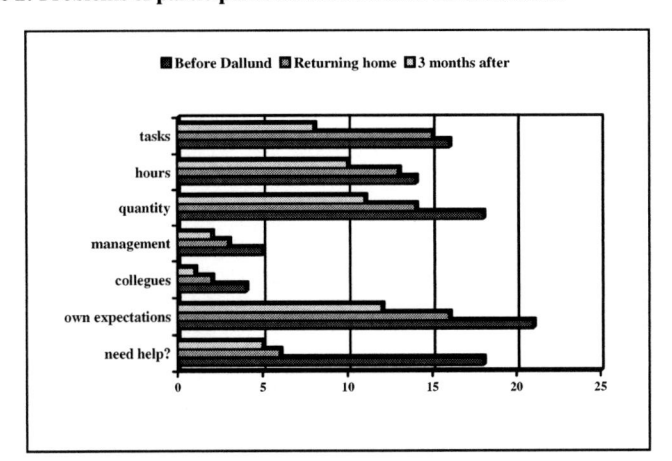

Figure 2: Problems of participants before and after rehabilitation

The most common working related problem for the participants was that, they could not live up to their own expectations of their working related resources. Before the course 21 percent had this problem. Three months later the percentage was reduced to 12. Rather few participants expressed problems concerning management and colleagues. That is around 5 percent before the course and 2 percent three months later. 18 percent of the participants expressed need of assistance before the course. The number is reduced to 5 percent three months after the course. It is not definitively known wether this effect is due to the stay at Dallund or if it is an effect of time.

Finally a FOCARE status report May 2005 found that in a group of 182 breast cancer patients 38 percent were back to work again after sick leave prior to the course and this number increased to 53 percent six months later.

5 Conclusive recommendation

But for all the success there remains a lot of work to be done. We need more knowledge about how the authorities, the employers and the patients should collaborate to increase the possibilities for returning to work after sick leave caused by cancer.

References:

National Cancer Plan II • Denmark, The National Board of Health Planning Division

Olesen, Erik Palle. How to reduce the expenses for sick leave. Schultz Information, October 2004

Kristensen, Tom. The Dallund Scale, july 2005-12-19

Høybye M, Ross L, Boesen E, Tjørnhøj-Thomsen T, Larsen I, Solander KG, Johansen C. FOCARE Statusreport 2005

Law about sickness benefit, LBK nr. 1047, 28. October 2004.

Beruflich orientierte Reha bei sozialmedizinischen Problempatienten in der Psychosomatik

Christoph Schmeling-Kludas und Wolfgang Bürger

1 Einleitung

In diesem Beitrag werden in einem ersten Teil einige Entwicklungsschritte zu beruflich orientierten Interventionen in unserer psychosomatischen Klinik in den letzten acht Jahren geschildert. Im zweiten Teil wird der aktuelle Stand hierzu dargestellt, insbesondere im Hinblick auf die Behandlung sozialmedizinischer Problempatienten. Dabei wird deutlich werden, dass spezifische Interventionen die berufliche Orientierung in der medizinischen Rehabilitation verbessern können. Gleichzeitig gilt aber gerade für die psychosomatische Rehabilitation sozialmedizinischer Problempatienten, dass sich der gesamte Rehabilitationsprozess am Auftrag der Rentenversicherer, die Rückkehr ins Erwerbsleben zu erreichen, ausrichten muss. Abschließend werden Ergebnisse einer randomisierten Pilotstudie erläutert. Es ging dabei um die Effekte zweier berufsbezogener Behandlungselemente in der psychosomatischen Rehabilitation sozialmedizinischer Problempatienten und zwar um eine ausführliche Berufsanamnese und ein spezifisches Gruppenangebot „Arbeit und Beruf".

2 Entwicklungsschritte in der Klinik für Psychosomatische Medizin und Psychotherapie in Bad Segeberg

Im Jahr 1997 versuchten wir in der Segeberger Klinik auf der Basis einer Literaturanalyse den Bedarf für tätigkeitsbezogene Trainingsmaßnahmen und Belastungserprobungen bei unseren psychosomatischen Patienten festzustellen. Wir kamen auf eine Quote von etwa 20 % der zugewiesenen Patienten.

Ab 1998 schickten wir regelmäßig Patienten zu Belastungserprobungen und tätigkeitsbezogenen Trainings in eine virtuelle Firma in der Deutschen Angestellten-Akademie in Neumünster. Die Rehabilitanden fuhren mit einem

Sammeltaxi dorthin, führten die Maßnahme über vier Stunden durch und nahmen nach ihrer Rückkehr für den Rest des Tages am psychosomatischen Behandlungsprogramm in Bad Segeberg teil.

1999 richteten wir dann in unseren eigenen Räumen in Bad Segeberg eine Übungsfirma in Kooperation mit SALO & Partner ein. An 5 bis 15 Tagen wurden über fünf Unterrichtsstunden 5 bis 12 Patienten auf Büroarbeitsplätzen auf den Wiedereinstieg in das Berufsleben vorbereitet bzw. entsprechenden Belastungen ausgesetzt. Zwei Mal pro Woche fand anschließend eine kurze Gruppensitzung statt. Etwa 260 bis 300 Patienten pro Jahr nahmen während der psychosomatischen Rehabilitationsmaßnahme an dem tätigkeitsbezogenen Training und der Belastungserprobung in der Übungsfirma teil. Die Patienten akzeptierten das Angebot überraschend gut und fragten teilweise von sich aus die Teilnahme an den Belastungserprobungen nach, wenn sie über Mundpropaganda oder Informationen in der Klinik davon gehört hatten. Die Haupteffekte waren folgende:

1. Über längere Zeit arbeitsunfähige Patienten, vor allem solche mit depressiven Erkrankungen, stellten in den Belastungserprobungen fest, dass sie mehr konnten, als sie sich eigentlich zugetraut hätten. Die Motivation für den beruflichen Wiedereinstieg wurde entsprechend gesteigert, die Schwellenangst herabgesetzt.

2. Eine ganze Reihe von älteren Arbeitnehmern, in deren Betrieb die Einführung der elektronischen Datenverarbeitung vorgesehen war, konnten in der Übungsfirma angstfrei lernen, mit PC und EDV umzugehen. Das Zutrauen, die Einführung der EDV im eigenen Betrieb bewältigen zu können, wurde dadurch erhöht.

3. Die sozialmedizinische Beurteilung wurde gerade bei schwierigen Fällen erleichtert. Durch die enge Zusammenarbeit mit einem zuständigen Mitarbeiter von SALO & Partner war es möglich, immer gezieltere Fragen an den Übungsleiter zu stellen, andererseits stieg mit zunehmender Erfahrung dessen Beurteilungsqualität bezüglich der relevanten Funktionsstörungen im Rahmen psychischer Erkrankungen immer weiter an.

Dieser letzte Punkt ist ein deutlicher Vorteil von internen Belastungserprobungen in einer eigenen Übungsfirma gegenüber externen Belastungserprobungen in Betrieben, wie sie andere Kliniken anbieten: Bei letzteren hat man es als Rehabilitationsmediziner mit sehr vielen Ansprechpartnern zu tun, deren

Beurteilungsqualität im Hinblick auf die sozialmedizinisch interessierenden Fragestellungen sehr unterschiedlich ist.

Die Übungsfirma betrieben wir bis ins Jahr 2003, wobei die Finanzierung aus dem üblichen Tagessatz der Rentenversicherer erfolgte. Das Projekt musste beendet werden, da durch die Teilnahme an der Übungsfirma die Rehabilitationsaufenthalte der betroffenen Patienten durchschnittlich um zwei bis drei Wochen verlängert wurden. Es ließ sich hierfür damals zunächst keine Regelung im Hinblick auf die Verweildauersteigerung finden, so dass wir schweren Herzens das ohnehin nicht kostenneutrale Modellprojekt einstellten. Durch die Übungsfirma und die große Zahl der zugewiesenen Patienten wurde aber gleichzeitig die Diskussion in unserem gesamten therapeutischen Team über berufliche Aspekte der psychosomatischen Rehabilitation stark intensiviert. Das Thema „Arbeit und Beruf" war und ist seither für jeden Mitarbeiter und bei jedem Patienten ständig präsent. Die Übungsfirma hat insofern bis heute Spuren in der Klinik hinterlassen.

Im November 2001 veranstalteten wir ein Symposium in Bad Segeberg, das sich ausschließlich mit Arbeit und Beruf als Thema der Psychotherapie in der Rehabilitation beschäftigte. Neben einem Vortrag aus der Klinik (Boll-Klatt und Schmeling-Kludas, 2001) war auch Wolfgang Bürger (2001) von der Arbeitsgruppe Rehabilitationsforschung in der Medizinischen Psychologie im Universitätsklinikum Hamburg-Eppendorf mit einem umfangreichen Referat vertreten.

Aufbauend hierauf formulierten wir dann Anfang 2002 ein psychotherapeutisches Konzept speziell für die Behandlung sozialmedizinischer Problempatienten. Der Großteil von ihnen kam mit dem Wunsch nach Berentung in die psychosomatische Rehabilitation und war entsprechend schwer psychotherapeutisch erreichbar. Denn jede durch Psychotherapie oder andere Behandlungsmaßnahmen zu erzielende Besserung würde ja den inneren Zielen des Patienten diametral entgegenlaufen. Eine zweite wichtige Schwierigkeit bei der Behandlung besteht für den Psychotherapeuten darin, dass die Psychotherapie hier im Rahmen des Rehabilitationsauftrages des Rentenversicherers angeboten wird, d. h. mit dem Auftrag, den Patienten an den alten Arbeitsplatz oder in die Erwerbsfähigkeit zurückzubringen. Nach unserem damaligen Eindruck schien es, als mogelten sich in vielen Kliniken Ärzte und Psychotherapeuten an den daraus entstehenden Konflikten vorbei, z. T. nach dem Motto: „Ich mache als Psychotherapeut meine Psychotherapie, so wie ich es in meinem Institut gelernt habe, und der Arzt ist dann am Ende des Aufenthaltes gefordert, die sozialmedizinische Beurteilung abzugeben".

Wir hatten hingegen die Erfahrung gemacht, dass es nicht nur vorteilhafter, sondern für die Bewahrung der psychotherapeutischen Handlungsfähigkeit sogar unerlässlich ist, die Doppelrolle als Psychotherapeut und sozialmedizinischer Gutachter zu reflektieren und dem Patienten gegenüber, wann immer das relevant wird, transparent zu machen. Unausgesprochene Loyalitäten oder dem Patienten nicht transparente Absichten des Therapeuten erschweren die Psychotherapie oder führen möglicherweise sogar zu Beeinträchtigungen auf Patientenseite. Die von uns geforderte Transparenz des Therapeuten wirkt sich bei sozialmedizinischen Problempatienten meist so aus, dass die gesamte Psychotherapie vom Thema Erwerbstätigkeit und den daraus entstehenden Problemen geprägt ist. Als „Nebeneffekt" führt ein solches Vorgehen dazu, dass die Psychotherapie mit sozialmedizinischen Problempatienten zu einer fachlich anspruchsvollen, z. T. spannenden Arbeit wird, was wiederum das Engagement der Therapeuten erhöht. Im Folgejahr konnten wir unsere Überlegungen in einer angesehenen Fachzeitschrift unseres Gebietes einer größeren Zahl von Fachkollegen zugänglich machen (Schmeling-Kludas und Boll-Klatt, 2003).

Ebenfalls im Jahr 2002 gründete einer der Autoren (C. S.-K.) einen Qualitätszirkel zur Vernetzung der psychosomatischen Rehabilitation mit der ambulanten Psychotherapie zu Lasten der Krankenkassen. Die psychotherapeutische Versorgungslandschaft sah und sieht nach wie vor nämlich so aus, dass der reguläre Zugang zur ambulanten Psychotherapie mit Wartezeiten von sechs bis neun Monaten verbunden ist, selbst in einer Großstadt wie Hamburg, die als psychotherapeutisch gut versorgt gilt. Es konnten in Hamburg sieben niedergelassene Psychotherapeuten gefunden werden, die an einer Zusammenarbeit mit einer psychosomatischen Rehabilitationsklinik und einer Verzahnung der Arbeit interessiert waren. Sie stellten Patienten kurzfristig Termine für Erstgespräche zur Verfügung, z. T. noch während des Rehaaufenthaltes, und tatsächlich gelang es, Patienten nahtlos aus der psychosomatischen Rehabilitation in die ambulante Psychotherapie zu überführen. Das Anliegen des Rehabilitationsmediziners, dass nämlich auch in der ambulanten Psychotherapie die berufliche Orientierung angemessen gewichtet sein müsse, stieß bei den Kollegen auf großes Interesse. Wir treffen uns seit 2002 regelmäßig und haben gerade beschlossen, die Erfahrungen mit den ersten 43 auf diese Weise vermittelten Patienten retrospektiv in einem naturalistischen Design auszuwerten. Dabei geht es ausdrücklich auch um die Frage, welche Rolle das Thema „Arbeit und Beruf" in der ambulanten Anschlusspsychotherapie dann tatsächlich spielte.

Schließlich führten wir in den Jahren 2004/2005 eine randomisierte Pilotstudie zu zwei berufsbezogenen Behandlungselementen in der psychosomatischen Rehabilitation durch, auf deren Ergebnisse ich später noch zurückkomme.

3 Aktueller Stand der beruflich orientierten Rehabilitation in der Bad Segeberger Psychosomatik

Wir möchten zunächst erneut betonen, dass es aus unserer Sicht sehr wichtig ist, dass das gesamte ärztlich-psychotherapeutische Rehabilitationsteam seine Arbeit am Rehabilitationsauftrag der Rentenversicherer ausrichtet und dass diese Thematik, auch im Hinblick auf die bereits angesprochene Doppelrolle als Psychotherapeut und Gutachter, in Fallbesprechungen, Supervisionen usw. ständig präsent sein sollte. Wie bereits gesagt, ist dies in unserer Klinik nicht zuletzt durch die Übungsfirma einen wesentlichen Schritt vorangebracht worden.

Ebenfalls für alle Mitarbeiter wichtig ist eine kontinuierliche interne Fortbildung zu sozialmedizinischen Fragestellungen, die sich nicht nur auf Ärzte, sondern auch auf die Psychologen erstrecken muss: Deren Urteile als Psychotherapeuten zu den psychischen Störungen und den damit zusammenhängenden Funktionseinschränkungen sind nämlich letzten Endes relevant für die sozialmedizinische Begutachtung. Sie können qualitativ nur dann angemessen gestaltet werden, wenn auch psychologische Psychotherapeuten die Regeln und Hintergründe der sozialmedizinischen Beurteilung kennen.

Für die Gruppe der sozialmedizinischen Problempatienten, d. h. solche, die einen Rentenantrag gestellt haben oder dies beabsichtigen und / oder die längere Arbeitsunfähigkeitszeiten (in der Regel mehr als sechs Monate) vor Antritt der Rehabilitationsmaßnahme aufweisen, bestehen zusätzlich nachfolgende berufsbezogene Behandlungselemente:

In der Pilotstudie überprüft wurde eine ausführliche berufliche Anamnese, die sich ausdrücklich nicht nur auf die letzte berufliche Konstellation bezieht, sondern auf den gesamten beruflichen Werdegang einschließlich der Ressourcen und Erfolge des Patienten.

Im Rahmen unserer differenziellen Indikationsstellung (Boll-Klatt et al., 2005) werden sozialmedizinische Problempatienten in der Regel der Gruppe „Arbeit und Beruf" zugeteilt. Ich komme auf beide Behandlungselemente bei der Schilderung der Pilotstudie noch zurück.

Ein weiterer wichtiger Aspekt ist die frühzeitige Mitteilung der voraussichtlichen sozialmedizinischen Beurteilung der Klinik an die Patienten. Bei vielen wird eine umfassende Auseinandersetzung mit ihrer beruflichen Situation nämlich erst dann angestoßen, wenn sie erfahren, dass die bei ihnen festgestellte Depression, Angststörung, somatoforme Erkrankung usw. nicht dazu ausreichen wird, frühberentet zu werden. Bei einem Großteil der zugewiesenen sozialmedizinischen Problempatienten kann dies nach der Eingangsdiagnostik bereits abgeschätzt werden. Es ist wichtig, dass die Mitteilung hierüber so früh erfolgt, dass anschließend während der Rehabilitation noch ausreichend Zeit zur Bearbeitung der daraus entstehenden emotionalen Reaktionen und Fragen des Patienten zur Verfügung steht. In unserer Klinik haben wir mit gutem Erfolg als Ort dieser Mitteilung die Chefarztvisite gewählt. Einerseits wird dadurch die Bedeutung dieser Einschätzung dem Patienten gegenüber unterstrichen, andererseits kann die Psychotherapeut-Patient-Beziehung zunächst von Irritationen freigehalten werden. Der Psychotherapeut kann sich sozusagen aus der zweiten Linie heraus im Anschluss an die Chefarztvisite dafür interessieren, wie es dem Patienten mit der Mitteilung erging, wie er das Ganze selbst sieht usw.

In bestimmten Situationen sind Beratungen durch die Rehaberater der Rentenversicherung bei sozialmedizinischen Problempatienten wichtig, insbesondere um Leistungen zur Teilhabe am Arbeitsleben auf den Weg zu bringen. Darüber hinaus ist in unserer Klinik aber auch eine Einzelberatung durch die Firma SALO & Partner zur beruflichen Rehabilitation möglich. In deren Einzelfall orientierten Rehabilitationskonzepten sind psychologische Eignungsuntersuchungen, Arbeitserprobungen, Berufsfindungspraktika und andere Maßnahmen enthalten, die zu einem Teil unter psychologischer Begleitung angeboten werden.

Wichtig sind ferner die verschiedenen Möglichkeiten der Rehabilitationsnachsorge: Hierzu zählen neben der stufenweisen Wiedereingliederung die

Intensivierte Rehabilitationsnachsorge (IRENA) und die Gruppennachsorge nach dem Hannover-Modell. Da die Klinik die beiden letzten Nachsorgeformen selbst anbietet (IRENA in der Klinik, das Hannover-Modell in Kiel), sind uns die damit verbundenen Schnittstellenprobleme von beiden Seiten her vertraut. Wichtig sind natürlich auch Empfehlungen und die Organisation von Leistungen zur Teilhabe am Arbeitsleben.

Erwähnen möchte ich schließlich erneut die Vermittlung einer nahtlos anschließenden Psychotherapie zu Lasten der Krankenkassen, wie wir sie mit dem schon beschriebenen Hamburger Vernetzungsmodell zu realisieren versuchen. Auch diese Form der Nachbehandlung sollte Probleme im Bereich „Arbeit und Beruf" angemessen berücksichtigen.

4 Effekte zweier berufsbezogener Behandlungselemente in der psychosomatischen Rehabilitation von sozialmedizinischen Problempatienten

In den Jahren 2004 und 2005 führten wir bei 129 Patienten mit psychischen Erkrankungen eine randomisierte Pilotstudie durch (gefördert vom Verein zur Förderung der Rehabilitationsforschung in Schleswig-Holstein e.V.). Geprüft wurde der Effekt einer ausführlichen beruflichen Anamnese, die von den Psychotherapeuten anstelle der sonst üblichen biographischen Anamnese realisiert wurde. Hiervon erwarteten wir eine stärkere berufliche Orientierung der gesamten Einzelpsychotherapie von Anfang an. Das 2. Behandlungselement war ein Gruppenangebot zum Thema „Arbeit und Beruf": Mit Kurzreferaten, Themen zentrierten Gruppendiskussionen, Kleingruppenarbeit zu vorgegebenen Themen, Rollenspielen sowie Frage- und Antwortstunden zu sozialmedizinischen oder betriebsrechtlichen Fragestellungen beschäftigt sich die Gruppe in vielfältiger Weise mit beruflichen Problemen einschließlich Arbeitslosigkeit und Mobbing. An eine erste weitgehend manualisierte Gruppenphase schließt sich eine zweite an, die sich an den individuellen Problemen der jeweils anwesenden Teilnehmer orientiert. Inhaltlich geht es u. a. um die jeweilige Entwicklung zum sozialmedizinischen Problempatienten, um eine Kosten-Nutzen-Analyse des Verbleibs bzw. Verlassens der Arbeitswelt, um Konfliktmanagement, Stressbewältigung, Teamfähigkeit sowie eine Analyse des eigenen Verhaltens am Arbeitsplatz, z. B. im Hinblick auf Engagement und Selbstüberforderung bzw. Abgrenzung und innere Emigration.

Die Kontrollgruppe erhielt das Standardangebot der Klinik (mit üblicher biographischer Anamnese und einer der anderen Gruppentherapien), das, wie bereits geschildert, in den letzten acht Jahren auch insgesamt deutlich verstärkt auf berufliche Themen ausgerichtet worden war.

Die Zuweisung zur Experimental- und Kontrollgruppe erfolgte randomisiert. Bei allen überprüften Parametern erwiesen sich beide Gruppen als vergleichbar. Dies galt auch für die „Psychotherapiedosis" im Hinblick auf Einzel- und Gruppentherapie.

Als erstes wichtiges Ergebnis ist festzuhalten, dass das berufsbezogene Angebot auf gute Akzeptanz stieß. Die Abbrecherzahl in der Experimentalgruppe war sogar niedriger als in der Kontrollgruppe.

Im Hinblick auf berufliche Probleme wurde das Angebot mit den zwei neuen berufsbezogenen Elementen in zwei Items signifikant besser bewertet (p jeweils $\leq$ 0,05). Ebenso wurden Hilfestellungen zur Bewältigung von Arbeitsplatzproblemen, zur Erarbeitung von Lösungen für berufliche Probleme, zum Versuch, eine neue Einstellung zur Arbeit zu finden, sowie zur Beratung hinsichtlich sozialmedizinischer und arbeitsrechtlicher Fragen von den Teilnehmern der Experimentalgruppe signifikant besser bewertet als von der Kontrollgruppe. Gleiches galt auch für die Bewertung der Vorbereitung auf die Rückkehr ins Erwerbsleben (p jeweils $\leq$ 0,05).

Insgesamt wurden bei 58 untersuchten Parametern acht signifikante Differenzen (p $\leq$ 0,05) und vier weitere Tendenzen (p $\leq$ 0,10) gefunden, die allesamt zugunsten der berufsbezogenen Behandlungselemente ausfielen (eine ausführliche Darstellung der Pilotstudie wurde bereits zur Publikation eingereicht). Aus zwei Gründen sind die Ergebnisse u. E. hoch zu bewerten:

1. Mit 129 Patienten war die Stichprobengröße noch relativ klein. Die Ergebnisse deuten darauf hin, dass eine größere Stichprobenzahl weitere signifikante Differenzen erwarten lässt. Dies spricht dafür, an die durchgeführte Pilotstudie eine entsprechend umfassendere Hauptstudie anzuschließen, die dann auch AU-Zeiten, Rückkehrerquoten ins Erwerbsleben usw. erfassen sollte.

2. Wie bereits eingangs geschildert, fand die Behandlung der Kontrollgruppe in einer Klinik statt, die sich in den letzten Jahren in vielfältiger Weise intensiv mit dem Behandlungsauftrag der Rentenversicherer und berufsbezo-

genen Interventionen auseinandergesetzt hatte. Auch die Kontrollgruppe erhielt somit bereits ein psychosomatisches Rehabilitationsangebot, das in vielen Punkten berufliche Fragestellungen aufgriff und vertiefte.

5 Fazit

In Bezug auf unsere Klinik werden wir die Konsequenz ziehen, bei sozialmedizinischen Problempatienten die Berufsanamnese obligat einzuführen und eine zweite Gruppe zum Thema „Arbeit und Beruf" zu etablieren, um möglichst alle sozialmedizinischen Problempatienten einer solchen Gruppe zuweisen zu können. Dadurch wird wiederum das Gesamtangebot unserer Klinik stärker beruflich orientiert werden.

Literatur

Boll-Klatt A, Schmeling-Kludas C (2001) Psychotherapeut und sozialmedizinischer Gutachter in einer Person: Besonderheiten der therapeutischen Beziehung in der Psychosomatischen Rehabilitation. Vortrag auf dem Segeberger Symposion am 07.11.2001

Boll-Klatt A, Bohlen O, Schmeling-Kludas C (2005) Passt oder passt nicht? Methoden und Personen orientierte differenzielle Indikationsstellung im Rahmen stationärer Psychotherapie. Psychotherapeut 50, S. 179-185

Bürger W (2001) Arbeit und Beruf als Thema in der Psychotherapie und in der Psychosomatischen Rehabilitation. Vortrag auf dem Segeberger Symposion am 07.11.2001

Schmeling-Kludas C, Boll-Klatt A (2003) Rechtliche Grundlagen der Psychosomatischen Rehabilitation . Auswirkungen auf die Psychotherapeut-Patient-Beziehung. Psychotherapeut 48, S. 255-259

Danksagung
Unser Dank gilt dem Verein zur Förderung der Rehabilitationsforschung in Schleswig-Holstein (*vffr*), der die Durchführung der Pilotstudie gefördert hat.

Beruflich orientierte medizinische Rehabilitation: Zusammenfassende und abschließende Bemerkungen

Nathalie Glaser-Möller & Ruth Deck

Die Tagung hat verdeutlicht, dass insbesondere vor dem Hintergrund der Erhöhung des Renteneintrittsalters eine stärkere berufliche Orientierung der Rehabilitation der Deutschen Rentenversicherung notwendig ist. Verschiedene Konzepte einzelner Reha-Einrichtungen liegen bereits vor, sie werden im Rahmen von Modellprojekten erprobt und evaluiert (cf. die Vorträge von Buschmann-Steinhage; Irmscher, Streibelt & Müller-Fahrnow; Schmeling-Kludas & Bürger; Landau). Die bisherigen Forschungsergebnisse ermutigen, diesen Weg weiter zu verfolgen.

Bei der beruflich orientierten medizinischen Rehabilitation haben folgende Elemente eine besondere Bedeutung:

Bedarfsanalyse

Die in Frage kommenden Versicherten werden meist durch ein erstes einfaches Screeningverfahren identifiziert. In einem zweiten Schritt erfolgt eine vertiefende Analyse der individuellen Problemlage. In der Regel werden Assessmentverfahren wie die Evaluation der Funktionellen Leistungen eingesetzt und / oder eine ausführliche berufliche Anamnese durchgeführt. Die Motivation der Versicherten, sich an solchen Programmen zu beteiligen, ist spätestens zu diesem Zeitpunkt zu klären und gegebenenfalls zu fördern. Von Bedeutung ist eine verbindliche und klare Abstimmung bei der Zielformulierung zwischen den einzelnen Therapeuten unter sich (Ärzte, Physiotherapeuten, Psychologen / Psychotherapeuten) sowie zwischen dem Reha-Team und der / dem Versicherten.

Bewegungs- und Trainingstherapie, Ergotherapie

Diese Therapieelemente sind auf die ergonomische Gestaltung des Arbeitsplatzes (z.B. Einsatz von Übungsbaustellen, Anwendung von Hilfsmitteln) und auf die Förderung der arbeitsplatzbezogenen körperlichen Fähigkeiten („Work-hardening") gerichtet.

Psychotherapeutische Interventionen

Sie befassen sich mit psychosozialen Belastungen am Arbeitsplatz: Arbeitsklima, Mobbing, Angst um den Arbeitsplatz. Die Podiumsdiskussion wies auf die wachsende Bedeutung solcher Therapieangebote hin im Vergleich zu solchen, die vor allem einer Verbesserung der körperlichen Belastbarkeit dienen.

Förderung der Änderungsmotivation

Die beruflich orientierte Rehabilitation soll die Rehabilitanden dazu befähigen, sich z.B. an der Änderung des Betriebsklima aktiv zu beteiligen, sich vom momentanen Rentenbegehren zu distanzieren oder ihren Lebensstil gesünder zu gestalten.

Beratungen

Während der Reha sollen die Versicherten im Hinblick auf weitere Entwicklungen im Berufsleben informiert und beraten werden. Dazu gehören u.a. Umsetzung im Betrieb, Leistungen zur Teilnahme am Arbeitsleben, finanzielle und psychosoziale Folgen einer Frühberentung.

Entwicklungsbedarf bei der beruflich orientierten Rehabilitation

Auch wenn die beispielhaft genannten Elemente beruflicher Orientierung in der medizinischen Rehabilitation unbestritten sind, gibt es bei anderen Aspekten noch Entwicklungsbedarf. Nach welchen Kriterien soll z.B. die Zuweisung zu einer beruflich orientierten medizinischen Rehabilitation erfolgen? Bei der Suche nach entsprechenden zuverlässigen Kriterien werden die Schwierigkeiten sichtbar, gleichzeitig die Fristen nach SGB IX einzuhalten, den Ermittlungsaufwand der Sozialmedizinischen Dienste der Rentenversicherungsträger zu minimieren und den Rehabilitationsbedarf sorgfältig zu untersuchen.

Es stellt sich ebenfalls die Frage, welche Bedeutung die „normale" Reha, d.h. die Rehabilitation ohne besondere Orientierung, künftig auf den jeweiligen Arbeitsplatz haben wird. Die Versorgung im kassenärztlichen Bereich bietet bereits – z.B. im Rahmen von Disease Managementprogrammen – Interventionen, die für Reha-Leistungen typisch sind: dazu gehören strukturierte Schulungsprogramme oder – z.B. bei Rückschmerzen –

multimodale und multidisziplinäre ambulante Interventionen. Die Krankenversicherung engagiert sich immer mehr im Bereich der Prävention und fördert die Teilnahme an Diätkursen, Reha-Sport, Entspannungstraining und ähnlichem. Diese Feststellung führte bei einigen Teilnehmern zur Schlussfolgerung, dass bei manchen Indikationen wie chronischen Rückenschmerzen die „normale" Reha wenig Zukunft hat. Es ist sicherlich richtig, dass sich die Rehabilitation der Rentenversicherung therapeutischer Instrumente bedient, die auch im Rahmen der kassenärztlichen Versorgung eingesetzt werden. Die Spezifität der Rehabilitation liegt jedoch in ihrer Zielsetzung: Sicherung, Wiederherstellung oder Besserung der Erwerbsfähigkeit. Daher soll jede Reha-Maßnahme – ggf. mit unterschiedlicher Intensität - auf die berufliche Situation fokussieren. Eine „normale" Reha (nach § 15 SGB VI), die sich mit der beruflichen Leistungsfähigkeit nicht befasst, wird es künftig es nicht mehr geben.

Zukunftsperspektiven

Welche Hindernisse müssen zur flächendeckenden Einführung der beruflich orientierten Rehabilitation überwunden werden?

Kosten

Ein erhöhter diagnostischer und therapeutischer Aufwand bedeutet in der Regel eine Steigerung der Kosten. Unter der Voraussetzung, dass die beruflich orientierte Rehabilitation den wissenschaftlichen Nachweis ihrer Wirksamkeit erbringen kann, wird die Rentenversicherung höhere Pflegesätze anerkennen müssen. Da die Ausgaben im Reha-Bereich aber budgetiert sind, müssen diese zusätzlichen Ausgaben durch den Wegfall oder zu mindest durch eine sehr kritische Betrachtung des Bedarfs an sonstigen Leistungen kompensiert werden.

Vernetzung

Die beruflich orientierte Rehabilitation erfordert - noch mehr als die bisherige „normale" Reha - eine aktive Vernetzung mit externen Partnern:

- Betrieb: Arbeitgeber, Betriebsärztlicher Dienst, betriebliche Schwerbehindertenvertretung
- behandelndem niedergelassenen Arzt
- Reha-Fachberater
- Einrichtungen der beruflichen Rehabilitation

Der erste wichtigste Partner zur dauerhaften Eingliederung ins Erwerbsleben ist der Arbeitgeber. Erfahrungen aus anderen Ländern wie Holland zeigen, dass eine erfolgreiche Wiedereingliederung innovative und unbürokratische Wege braucht. Inwieweit das SGB IX der richtige Weg ist bzw. die notwendigen Anreize für die Arbeitgeber und die dafür geeigneten Instrumente liefert, kann bisher nicht beurteilt werden. Eine baldige Bestandsaufnahme auf Bundesebene der einzelnen Erfahrungen wäre wünschenswert.

Schulungsbedarf

Die beruflich orientierte Rehabilitation kann nicht ohne Vorbereitung in einer Reha-Einrichtung eingeführt werden. Entsprechende Konzepte müssen entwickelt bzw. dort implementiert werden. Für die Mitarbeiter/innen der Reha-Einrichtung entsteht ein nicht unerheblicher zusätzlicher Schulungsbedarf.

Case-Management nach der Reha

Schließlich bleibt die schwierige Frage nach der Zeit nach der Rehabilitation: kann der Einsatz eines Case-Managements hilfreich sein, wenn sich bei manchen Versicherten die Rückkehr an den Arbeitsplatz sowie die Umsetzung des in der Reha Gelernten als schwierig erweisen?

Mit dem Curriculum Hannover liegen bereits positive Erfahrungen für den Bereich der Psychosomatik vor. Gibt es für andere Indikationen einen ähnlichen Bedarf? Wenn ja, welche Berufsgruppe soll diese Aufgabe wahrnehmen? In der Abschlussdiskussion wurden dafür sowohl Hausärzte als auch Reha-Fachberater der Rentenversicherung vorgeschlagen. Entsprechende Konzepte mit Beschreibung der Zielgruppen und der Aufgaben sind noch zu entwickeln und zu erproben. Daraus wird sich ableiten lassen, welche Anforderungen an die Case-Manager gestellt werden.

Die Autoren

Dr. Wolfgang Bürger
Institut und Poliklinik für Medizinische Psychologie
Zentrum für Psychosoziale Medizin
Universitätsklinikum Hamburg-Eppendorf
Martinistr. 52
20246 Hamburg

Dr. Rolf Buschmann-Steinhage
Deutsche Rentenversicherung Bund
Geschäftsbereich Sozialmedizin und Rehabilitationswissenschaften
Bereich 0420/R 4003
10704 Berlin

Dr. Ruth Deck
Institut für Sozialmedizin
Universitätsklinikum Schleswig-Holstein, Campus Lübeck
Beckergrube 43-47
23552 Lübeck

Dr. Nathalie Glaser-Möller
Deutsche Rentenversicherung Nord
Reha - Strategie und Steuerung
Ziegelstraße 150
23556 Lübeck

Dr. Jochen Irmscher
Klinik Niedersachsen
Hauptstraße 59
31542 Bad Nenndorf

Prof. Dr. Kurt Landau
Institut für Arbeitswissenschaften
Technische Universität Darmstadt
Petersenstr. 30
64287 Darmstadt

Mario Lewerenz
Deutsche Rentenversicherung Bund
Grundsatzreferat 8011
Recht der Rehabilitation und Teilhabe am Arbeitsleben
10704 Berlin

Prof. Dr. Werner Müller-Fahrnow
Lehrstuhl für Versorgungssystemforschung und
Qualitätssicherung in der Rehabilitation
Charité Universitätsmedizin Berlin/Campus Charité Mitte
Luisenstr. 13a
10098 Berlin

Assoc. Prof. Joep Perk, MD, FESC
Department of Internal Medicine
Oskarshamn District Hospital
572 28 Oskarshamn
Schweden

Dr. Rienk Prins
AStri Research & Consultancy Group
Stationsweg 26
2312 AV Leiden
Niederlande

Hans-Egon Raetzell
Deutsche Rentenversicherung Nord
Ziegelstraße 150
23556 Lübeck

Prof. Dr. Christoph Schmeling-Kludas
Klinik für Psychosomatische Medizin und Psychotherapie der
Segeberger Kliniken GmbH
Am Kurpark 1
23795 Bad Segeberg

Prof. Dr. Wolfgang Slesina
Sektion Medizinische Soziologie
Medizinische Fakultät der
Martin-Luther-Universität Halle-Wittenberg
Harz 42a
06097 Halle

Dipl.- Oec. Marco Streibelt
Lehrstuhl für Versorgungssystemforschung und
Qualitätssicherung in der Rehabilitation
Charité Universitätsmedizin Berlin/Campus Charité Mitte
Luisenstr. 13a
10098 Berlin

Jan Tofte
RehabiliteringsCenter Dallund
Dallundvej 65
5471 Søndersø
Dänemark

Bernd Thiele
Deutsche Rentenversicherung Nord
Ziegelstraße 150
23556 Lübeck

Dr. Juhani Wikström
State Treasury
Rehabilitation coordination
Meritullinkatu 16 A 3
00170 Helsinki
Finnland